Volker Münch

Angriffe auf die Seele

Psychotherapie und gesellschaftlich-kultureller Wandel

Brandes & Apsel

Auf Wunsch informieren wir Sie regelmäßig mit unseren Katalogen *Frische Bücher* und *Psychoanalyse-Katalog*. Wir verwenden Ihre Daten ausschließlich für die Zusendung unserer beiden Kataloge laut der EU-Datenschutzrichtlinie und dem BDS-Gesetz.
Bitte senden Sie uns dafür eine E-Mail an info@brandes-apsel.de mit Ihrer Postadresse. Außerdem finden Sie unser Gesamtverzeichnis mit aktuellen Informationen im Internet unter: www.brandes-apsel.de sowie www.kjp-zeitschrift.de

1. Auflage 2021

DTP: Brandes & Apsel Verlag
Umschlagabbildung: pixabay
Druck: STEGA TISAK d.o.o., Printed in Croatia
Gedruckt auf einem nach den Richtlinien des Forest Stewardship Council (FSC) zertifizierten, säurefreien, alterungsbeständigen und chlorfrei gebleichten Papier.

Bibliografische Information der Deutschen Nationalbibliothek:
Die Deutsche Nationalbibliothek verzeichnet diese Publikation in der Deutschen Nationalbibliografie; detaillierte bibliografische Daten sind im Internet über www.ddb.de abrufbar.

ISBN 978-3-95558-310-1

Nicht im Wahnsinn drückt sich fehlendes Denkvermögen aus,
sondern im Denken, das seinen Wahnsinn verkennt,
indem es sich vernünftig nennt.

Markus Steinweg

Inhalt

3. ÄTIOLOGIE, DEUTUNG

4. BEHANDLUNGSZIELE, PROGNOSE

Prolog – in der Praxis

Wenn ich morgens in die Praxis komme, mache ich mir zuerst einen Kaffee, dann gehe ich ins Praxiszimmer, lüfte, mache die Heizung an und neuerdings den Luftreiniger. Ich bereite mich innerlich auf den ersten Patienten vor, der gleich klingeln wird. Dann, oben an der Treppe wartend, höre ich ihn oder sie bereits. Mit schwerem Schritt oder leicht und beschwingt kommt jemand die Treppe hinauf. In der Tür erscheint jemand, wirkt zurückhaltend, gespannt, freundlich, offen, der Körper hat einen bestimmten Tonus, die Begrüßung klingt ehrlich, hingemurmelt, ist nicht hörbar. Ich bemerke Kleidung, Bewegungen, Gesten, Blicke. Unterschwellig nehme ich Gerüche wahr. All dies hinterlässt einen Eindruck in mir, beschwört Bilder herauf, lässt Assoziationen entstehen, Gefühle etwa wie Unbehagen, Gespanntheit, Neugier, Freude, auch Unsicherheit. Ambivalente Gefühle häufig, freundliche, angeregte genauso wie ablehnende, ängstliche, überdrüssige. Oft ist es Widersprüchliches und oft lässt einen ein Patient gerade an dieser Schwelle zum Behandlungsraum besonders »tief« in seine Seele blicken. Dies ist das »Alltagsgeschäft« von uns Psychotherapeut*innen, aus dem Hypothesen über innere Konflikte, über die unterschiedlichen Situationen im inneren, psychischen Raum abgeleitet werden können. So begegnet man erstaunlich oft Menschen, die von sich behaupten, dass sie sich eingeschüchtert fühlen in Gegenwart anderer und verbal dominiert, die einem aber genau das zu spüren geben: Sie sprechen mit lauter Stimme, fast unangenehm, wirken selbst überaus dominant – wie ist dieser Widerspruch erklärbar? Egal, aus welcher therapeutischen Schule wir kommen, immer sind wir auf unser Menschsein, unsere Empfindungen, Erinnerungen, Körperwahrnehmungen und oft erst zuletzt unser Wissen zurückgeworfen, wenn wir in leibhaftigen Kontakt mit Patient*innen treten. Gerade, wenn es sich um ein Erstgespräch, die initiale Begegnung, handelt.

Auch dem psychodynamischen Psychotherapeuten geht es in seiner »Redekur« so, dass die nonverbalen, paraverbalen und unbewussten, vorbewussten Regungen, Phantasien, Sinnesreizungen ausgehalten, eingeordnet, verstanden und (nicht immer) gedeutet werden wollen. Es ereignet sich oft so viel in einer einzigen Sitzung oder in wenigen Minuten derselben, dass es kaum auf mehrere DIN-A-4-Seiten passt, wenn man es zu beschreiben versucht. Aus dieser Fülle von »Material«, von Eindrücken des Patienten, von mir selbst und dem, was unser Zusammensein mit uns macht, wird immer ausgewählt. Verhaltenstherapeut*innen beginnen recht früh, die Bedingungsfaktoren des neurotischen Verhaltens festzuhalten, während tiefenpsychologisch-analytisch Tätige vielleicht mehr über die Gegenübertragung nachdenken oder ein ihnen komplexhaft scheinendes Verhalten ins Zentrum ihrer Aufmerksamkeit rücken.

Für den Psychodynamiker geht es im Wesentlichen um die Arbeit mit dem und am Unbewussten, auch am Vorbewussten. Es geht um die Einheit von »Forschen und Heilen« (Freud, 1927): Jedes Interesse am Patienten, jedes Nachfragen, jeder Versuch der Annäherung an psychische Wahrheit stellt gleichzeitig einen potenziellen Akt der Heilung dar, insofern die Nähe, die seelische Intimität der am Therapiegeschehen Beteiligten eine korrigierende emotionale Erfahrung hervorrufen kann. Diese bewegt oft mehr, als man dies früher der oft zu kognitiv verstandenen »Einsicht« zusprach.

Dieses in sich verschränkte Arbeiten des psychodynamischen Psychotherapeuten geht von der Bedeutung der Emotionen, der unbewussten Triebe und Motive aus, denen zuweilen sogar eine Zielgerichtetheit unterstellt werden kann. Jeder Versuch, dieses Erleben auf eine objektive, quantifizierbare, messbare Ebene zu zerren, wie dies das positivistische Weltbild falsch verstandener Naturwissenschaft (vgl. Fischer, 2014) versucht, geht daher am Wesen der Seele und ihrer Erkrankungen vorbei. Psychotherapie wurde Teil der modernen Gesellschaften, weil Menschen unter deren Verhältnissen litten, weil Menschen danach drängten, über ihre Not, die die Kriege und Verfolgungen der letzten Jahrhunderte und deren Folgen für die nächsten Generationen bedeuteten, zu sprechen. Diese Not zeigt sich immer in Form von Symptomen.

Die Angriffe auf die Seele, um die es in diesem Buch gehen soll, sind also als Angriffe auf die Praxis nicht nur aller psychodynamisch arbeitenden Kolleg*innen, sondern auf die psychotherapeutische Profession und auf die Patient*innen zu verstehen.

Als ich noch während des Schreibprozesses den Entwurf für das Titelbild erhielt, war ich fasziniert. Die Verführung durch die Digitalität wird durch die noch menschlich wirkende Frau symbolisiert, der ihr zur Seite gestellte »Mann« ist bereits gänzlich verobjektiviert, ein Datenkonstrukt. Mir fiel ein, dass diejenigen, die die Datenrevolution voranbringen wollen, immer noch vor allem Männer sind. Der Psychiater C.G. Jung hat bekanntermaßen den Gegensatz von männlichen und weiblichen Seiten in allen Menschen zum Thema gemacht (vgl. Vogel, 2008). Er nannte den weiblichen, seelenvollen Anteil »Anima« und den männlichen, eher rational verfassten Anteil »Animus«. Können sie sich noch begegnen? Oder neigen wir entweder zur Technikbegeisterung oder zu deren Entwertung und reagieren mit Rückzug? Wenn auch viele Beobachtungen und Thesen in diesem Buch pointiert sein mögen, sie wollen damit zum Nachdenken anregen. Es geht vor allem darum, dem stattfindenden Wandel bewusst und kritisch zu begegnen und auch persönlich nicht alles zu machen, was machbar wäre.

Wir befinden uns mitten in einem noch nicht absehbaren Veränderungsprozess der Gesellschaft. Globalisierung, Ökonomisierung, Bürokratisierung und Digitalisierung treiben diesen voran und sind sein Kennzeichen. Horkheimer (1969/1972), zitiert nach Rudolph (2021, S. 16), sah diesen Prozess bereits vor Jahrzehnten pessimistisch: »Am Ende steht […] eine völlig verwaltete, automatisierte, großartig funktionierende Gesellschaft, in der das einzelne Individuum zwar ohne materielle Sorgen leben kann, aber keine Bedeutung mehr besitzt.« Für Rudolph (2021) ist dies »eine stille Barbarei der Apparate, eine Welt, in der jedes Detail unseres Lebens geregelt ist und alle Subjektivität in geschaffener, aber dennoch unverfügbarer Objektivität verschwindet« (ebd., S. 17).

Das, was in psychotherapeutischen Praxen geschieht, daher auch die Vorrede, ist oft so weit von diesen Praktiken entfernt, so anders, dass das Befremden über das Eindringen dieser Welt in den therapeutischen Raum genauerer Untersuchung bedarf. Jede digitale Innovation, die hier diskutiert werden soll, sollte also immer vor dem Hintergrund der alltäglichen Praxis der Psychotherapeut*innen verstanden werden. In ihr geht es um Beziehung, Sich-Einlassen, Nähe, Emotion, um Unerklärliches, Unbewusstes, um Träume, um Lebenssinn, um Vergangenes und Zukünftiges und Gegenwärtiges, auf eine sinnliche, leibseelisch verstandene Weise der immer höchst individuellen, nicht standardisierbaren Begegnung. Unbewusstes zeigt sich immer nur indirekt.

Bereits 1976 hat Illich (2010) vor dieser Bürokratisierung des Gesundheitswesens gewarnt: »Medicalization constitutes a prolific bureaucratic program based on the denial of each man´s need to deal with pain, sickness and death« (ebd., S. 131). Der individuell unterschiedlichen Fähigkeit, mit Leiden umgehen zu lernen, wird also auch von ihm eine hohe Wertigkeit zugestanden. Die Seele lässt sich ebensowenig wie das Leiden aus der Welt schaffen, es sei denn die Welt verändert sich aus unserer Sicht und wir werden (transhumane) Andere. Durch die Möglichkeiten der digitalen Revolution jedenfalls sind die Phantasien einer kompletten Kontrolle und von perfekter Gesundheit noch viel umfassender und verbreiteter geworden.

Es wäre schön, wenn meine Gedanken dazu betragen, wieder zu einem Zustand vor dieser Entwicklung zu kommen, anstatt nur zu reagieren und zu verteidigen. Psychotherapeut*innen haben das Know-How, auch der Gesellschaft und den politischen Verantwortungsträgern zu erklären, was sinnvollerweise machbar ist und was an den menschlichen Grundbedürfnissen und Eigenarten vorbeigeht, auch wenn es zuweilen kurzfristige Befriedigung verspricht. Es geht um eine gemeinsame Verantwortung gegenüber Patient*innen, die, wie wir selbst auch, inmitten dieser sich wandelnden Gesellschaft zurechtkommen müssen, ihre Ressourcen und Talente zur Entfaltung bringen und immer häufiger auch im Sinne des Gemeinwohls einsetzen wollen.

Es gibt Stimmen (vgl. Altmeyer, 2016), die die Kritik an Digitalisierungs- und Beschleunigungsvorgängen als überspitzt ansehen und den Vorgängen ihre Dramatik und Dringlichkeit absprechen. Die Argumentation stützt sich dabei meist auf deskriptive Daten und auf die nicht widerlegbare Ansicht, dass man den Fortschritt nicht aufhalten könne. Darum aber geht es gar nicht. Es geht darum, die Fehlentwicklungen und Schattenaspekte zu thematisieren, sodass sie Berücksichtigung finden können bei der Implementierung des digitalen Wandels. Ansonsten muss mit Akzeptanzproblemen gerechnet werden, was den erträumten Nutzen dann wieder reduziert (vgl. Brodowski, 2019).

Es ist richtig: Der digitale Wandel findet statt und bringt eine Menge Vorteile und Möglichkeiten, aber auf der Basis einer Erweiterung der quantitativen Ebene. Kontakte, Optionen und Möglichkeiten sind so zahlreich, dass viele Menschen bereits damit überfordert sind.

Ich mache im Folgenden nur wenig Unterschied zwischen den verschiedensten Bereichen der Digitalisierung. Zum einen, weil eine minutiöse Analyse nicht das Thema dieses Buches sein kann, zum anderen, da die verschiedenen Entwicklungen sich gegenseitig bedingen und überlappen. So hat die allgemeine Durchdringung mit digitalen Medien und Anwendungen im Alltagsleben sicher dazu beigetragen, die Schwelle für die Akzeptanz digitaler Gesundheitsanwendungen, also zum Beispiel Apps, zu senken. Alle Patient*innen leben in ihrem digitalisierten Alltag und mit dessen Folgen. Sie sind aufgrund ihres Leidens stark mit Ideen der Selbstverbesserung und -veränderung identifiziert. Was daran problematisch sein kann, soll zur Sprache kommen.

Ich danke Roland Apsel, er hat das Projekt spontan unterstützt. Meinen Kolleg*innen aus der Berufspolitik fühle ich mich verbunden, ich habe viel von ihnen gelernt. Ich hoffe, dass ich auch in ihrem Namen manchen Missstand und manche Befürchtung zur Sprache bringen darf. Den jungen Kolleg*innen, die jetzt ihre Aus- oder Weiterbildung machen, möchte ich Mut machen und sie ermuntern, die bunte und inhaltlich sehr breit aufgestellte deutsche Psychotherapielandschaft zu bereichern. Psychotherapie steht und fällt mit der Persönlichkeit ihrer Vertreter*innen, sie ist zugleich eine zutiefst persönliche wie auch gesellschaftliche Angelegenheit. Beide Aspekte dieser Polarität kommen oft zu wenig zur

Sprache, noch viel weniger, wie sie zusammenwirken. Auch wenn aufgrund meiner Herkunft vor allem die Rede von psychodynamisch-analytischen Psychotherapieverfahren sein wird, habe ich mir die Freiheit genommen, all jene mitzudenken, die ebenso kritisch bleiben wollen angesichts des sich immer mehr beschleunigenden gesellschaftlich-kulturellen Wandels. Es geht mir um die Erhaltung der Würde des Einzelnen, die Befähigung zur Selbstfürsorge und zur Sorge um andere und damit um die Verantwortung des Einzelnen für die Gemeinschaft.

Anmerkungen

Ich werde bis auf einige Ausnahmen in diesem Buch die Bezeichnung »psychodynamisch tätige Kolleg*innen o. a.« verwenden, um zu kennzeichnen, dass Psychoanalytiker*innen, Analytische Psycholog*innen nach C. G. Jung und auch die immer größer werdende Gruppe der tiefenpsychologisch fundiert arbeitenden Psychotherapeut*innen größtenteils sich überschneidende Sicht- und Arbeitsweisen aufweisen.

Bezüglich der überwiegend gegenderten Schreibweise ist zu sagen, dass ich diese vor allem im Plural angewendet habe, nicht an Stellen, wo es mir inhaltlich oder stilistisch weniger geeignet erschien. Letztlich erzähle ich aus meiner persönlichen Sicht als »Cis-Mann«.

1.

BEFUND, ANAMNESE

Die gesellschaftliche Dimension psychotherapeutischer Arbeit

Die Autoren der »intersubjektiven Wende« in der Psychoanalyse haben uns geraten, in jeder Situation, jedem Kontext, jeder Beziehung immer auch danach zu fragen, welches *unser* Anteil am Zustandekommen einer Dynamik ist. Wir alle wissen, wie schwierig dies zuweilen in der Arbeit mit Patient*innen sein kann, denn noch unzugänglicher als der Patient ist manchmal die eigene Übertragung. Lesmeister (2017) hat sich ausführlich mit dieser Thematik befasst. Die Übertragung ist immer auch von einem Begehren geleitet. Er schreibt über den Psychoanalytiker: »Das Verstehen-Wollen ist die allgemeinste Form seines Begehrens und der daran sich bildenden Übertragung« (ebd., S. 32). In dem uns interessierenden Unbewussten aber finden sich die biografisch gewordenen Niederschläge eines in einer Familie, einer Gruppe und in einem gesellschaftlichen Umfeld gelebten Lebens. Die Frage nach der Gesellschaft und den in ihr dominierenden Gedanken- und Menschenbildern ist zentral für die Arbeit an der Seele.

Nachdem man als langjährig tätiger Praktiker akzeptiert hat, dass die Restneurose des Analytikers zuweilen nicht ganz unerheblich zu sein pflegt, gilt die Devise, sich selbst lebenslang zu befragen, wie eigene Standpunkte und Theorieorientierung, ja das ganze im eigenen Leben Eingerichtetsein jeweils begründet und legitimiert sind. Warum wer welche Patient*innen hat. Wem man mit seiner persönlichen Gleichung helfen kann und wem eher nicht. Aber auch: Wie sehe ich meine Rolle in dieser Gesellschaft und in diesem Gesundheitssystem? Was ist für mich überhaupt psychische Gesundheit? Wie stehe ich zur Angemessenheit der Wertschätzung gegenüber der Berufsgruppe der Psychotherapeut*innen, sowohl ideell als auch monetär gesehen?

Wie fühle ich mich überhaupt damit, Teil eines Systems zu sein, das einen bestimmten Blick auf psychische Krankheit bevorzugt? Nämlich jenen, diese vor allem als individuelle, krankheitswertige und Behandlung rechtfertigende Störung anzusehen und die möglicherweise dazu beitragenden gesellschaftlichen Bedingungen in der Arbeits- und Lebenswelt nicht explizit zu machen. Die Sensibilisierung der Patient*innen selbst gegenüber diesen Einflüssen ist oft ein Nebenprodukt von psychotherapeutischen Behandlungen. Dies braucht niemals explizit besprochen werden, sondern die Einsichten stellen sich mit etwas Abstand zum eigenen Leid, zur eigenen hoffentlich teilweise überwundenen Symptomatik ganz von allein ein. Es geht also nicht um gesellschaftspolitische Missionierung in Psychotherapien. Dennoch geht es in der Psychotherapie implizit auch um eine Neufindung des inneren spannungsvollen Gleichgewichts zwischen den Interessen des Einzelnen und denen des sozialen Umfeldes und auch der Gesellschaft als Ganzes.

Ganz praktisch beispielsweise macht sich der Wandel der sich zunehmend beschleunigten Postmoderne (Rosa, 2012) etwa in den immer schwieriger werdenden Terminfindungsprozessen mit Patient*innen bemerkbar. Diese müssen, um sich über Wasser zu halten oder in exponierten Positionen »high potentials« bleiben zu dürfen, von früh bis spät in den Abend arbeiten, manchmal weit weg von zu Hause. Dass auch die Therapeut*innen einen Arbeitstag haben, der irgendwann endet, ist dabei nicht besonders hilfreich. Ich kenne zahlreiche Kolleg*innen, die dann ebenso vermehrt in die Abendstunden hinein arbeiten. Man passt sich an.

Vor dem Hintergrund eigener berufspolitischer Erfahrungen und mit dem Anliegen, die Situation vor allem der tiefenpsychologischen und analytischen Verfahren für die Gesundheitsversorgung zu reflektieren, sollen die durch Digitalisierungsschub und Effizienzbestrebungen drohenden Konsequenzen für unser Bild und unsere Auffassung von seelischen Erkrankungen, deren Entstehung und Behandlung diskutiert werden. Dies auch vor dem Hintergrund des gesellschaftskritischen Anspruchs der Psychoanalyse selbst, der in den letzten 50 Jahren deutlich weniger vernehmbar war. Der zunehmende Einfluss der durch das neoliberale Wirtschaftssystem stark beförderten Zentralisierungs-, Digitalisierungs- und Steuerungsbestrebungen soll kritisch beleuchtet werden.

Dabei wird deutlich werden, dass die Psychoanalyse und mit ihr alle tiefenpsychologischen Schulen in den letzten Jahrzehnten viel versäumt haben. Ihre Anpassung an das Gesundheitssystem führte zwar zu wachsender professioneller Legitimation und zu mittlerweile guten Einkommen in der Berufsgruppe. Das Engagement in Bezug auf die eigene Berufsgruppe erbrachte Erfolge, erlahmte aber offenbar genau durch diese Erfolge im weiteren Verlauf. Vor allem die selbstkritische Stimme gegenüber der eigenen Positionierung in der Gesellschaft und auch die Beschäftigung mit aktuellen gesellschaftspolitischen Fragestellungen ließ nach, was sich erst seit einigen Jahren wieder langsam zu verändern beginnt (vgl. Wirth, 2020; Hardt, 2011).

Unter dem Einfluss des sich beschleunigenden gesellschaftlichen Wandels, der Veränderungen und zunehmenden Anforderungen in der Arbeitswelt, aber auch durch die immer mehr individualisierten persönlichen Lebenskonzepte entwickeln Menschen auch neue Sichtweisen auf sich selbst, ihr Menschsein und ihre seelischen Nöte (vgl. Rosa, 2012). Bollas (2018) spricht sogar von »Psychophobie«, einer kollektiven Abwendung von allen bekannten tiefenpsychologischen Einsichten. Viele unserer heutigen Patient*innen kommen mit einer Selbstsicht in die Praxis, die manchmal direkt, manchmal zunächst nur indirekt und unbewusst unter diesen Vorstellungen leidet. Der Einfluss des Leistungsdenkens, der Veränderungen des Lebens durch den ubiquitären Gebrauch der modernen Kommunikationsmittel (soziale Netzwerke, Whatsapp, E-Mail, etc.) und die Durchdringung des persönlichen Lebens durch Taktung, Nützlichkeitserwägungen, die Technisierung des Bildes der menschlichen Seele schreiten fort und hinterlassen deutliche Spuren, die zuweilen zu neuen Formen von seelischen Erkrankungen und Problematiken zu führen scheinen (Internetabhängigkeit, epidemisches Mobbing, Aufbau von virtuellen Realitäten, Narzissmen der Selbstdarstellung).

Ich finde: Psychotherapeut*innen kommt eine große gesellschaftliche Verantwortung zu (vgl. Hardt, 2016). Dabei wird zunächst einmal von deren aktueller gesellschaftlicher, berufspolitischer und rechtlicher Situation ausgegangen. Die sich aus dieser Situation ergebenden Konflikte und Widersprüche sollen thematisiert und diskutiert werden. Ziel wäre, dass nicht nur in berufspolitischen, sondern auch in öffentlichen und gesellschaftlichen Diskussionen der Beitrag der Psychotherapeutenschaft wieder klarer und vernehmlicher ausfallen kann. Einige der von der Politik angestrebten Veränderungen werden dazu im Einzelnen untersucht und in ihrer Auswirkung auf die Haltung der Therapeut*innen und die therapeutische Alltagsarbeit betrachtet – sie werden also vor allem auf die therapeutische Beziehung bezogen (vgl. Münch, 2021).

Entfremdung und Beschleunigung

Rosa (2013) nimmt eine Neubestimmung des Entfremdungsbegriffs vor. Er spricht davon, dass die digitalen Medien eine Entfremdung vom Raum, von den Dingen, letztlich auch von der Zeit evozierten. Eine dauerhafte Beziehung zu Gegenständen aber lasse uns diese erst uns anverwandeln, »sie werden Teil unserer alltäglichen Lebenserfahrung, Identität und Geschichte« (ebd., S. 125). Auch gelte: »Erfahrung [wird] in immer schnellerer Folge durch Innovationen entwertet« (ebd., S. 127). Das uns umgebende Überangebot an Waren und Informationen führe zu einem chronisch schlechten Gewissen, da wir uns aus Überforderung nie wirklich mit ihnen auskennen können. Die nächste technische Revolution wird meist bereits angekündigt, wenn die gegenwärtige gerade auf den Markt kommt. Ein zunehmendes Unbehaustsein, Unruhe und Unzufriedenheit sind die Folge.

Die Politik und die sie beeinflussende Wirtschaft sind als starker Antreiber der hier kritisch zu betrachtenden Entwicklung auszumachen. Neue Formen der digitalen Vernetzung wie etwa durch die Einführung einer Telematikinfrastruktur oder das Digitale-Versorgung-Gesetz nicht nur für alle Arzt-, sondern auch für alle psychotherapeutischen Praxen stellen uns vor ganz neue Herausforderungen. Gerade für psychodynamische Kolleg*innen dringt immer stärker ein Denken in den Berufsalltag ein, das sehr im Widerspruch zum gewohnten Denken als Therapeut*in steht. Die daraus resultierende Spannung, die nicht nur in der Verwaltung des Berufsalltags ausgehalten und bewältigt werden will und deren Auswirkungen bis hinein in die Therapiesitzungen reichen, macht sich immer deutlicher bemerkbar. Letztendlich wird die Ethik behandlungstechnischer Entscheidungen berührt, in die die immer neuen Regelungen mit ihrer Aufforderung zu Transparenz, Effizienz und ihrer von Machbarkeitsdenken geprägten Tonart eingreifen wollen. Eine Positionierung der Berufsgruppe wird somit immer dringlicher, was zuweilen auch zu bemerkenswerten Erfolgen führt, wie die erfolgreiche Bundestagspetition gegen die Steuerung der Behandlungszuweisung 2019 zeigte. Allerdings sind davon, wie sich zeigt, nicht die strategischen Langzeitüberlegungen der Politik und Wirtschaft tangiert. Das Bundesgesundheitsministerium (BMG) hält unbeirrt an dem hohen Tempo und den raptusartigen Implementierungen von technischen Neuerungen fest.

Zur beschriebenen Situation kommt hinzu, dass auch berufsrechtliche Sicherheiten wegbrechen. So hat der deutsche Ärztetag vor einiger Zeit das bis dato gültige Fernbehandlungsverbot aufgehoben. Was dies für die psychotherapeutische Praxis bedeutet, ist noch weitgehend unklar. Die Psychotherapeutenkammern bestehen zumindest auf *einen* Präsenzkontakt am Beginn einer Behandlung.

Infolge der Corona-Pandemie haben viele Kolleg*innen mittlerweile Erfahrungen mit onlinebasierter Therapie in Form von Videosprechstunden gesammelt. Die Reaktionen sind zwiespältig. Viele berichten von größerer Anstrengung und Frustration durch das Wegfallen des persönlichen Kontaktes. Auch Blickkontakt ist so nicht möglich! Die Sozialwissenschaftlerin Maja Göpel (2021) hat betont, »dass uns die Digitalisierung nur eine vermittelte Erfahrung der Welt ermöglicht und damit Lebendigkeit und Resonanz reduziert. Damit sinkt auch die empfundene Verbindung – aller Vernetzung zum Trotz. […] In der Suche nach dem, was in der Krise wirklich wichtig ist, nehmen wir uns wieder als biologische und soziale Lebewesen wahr.« Die Euphorie der Digitalisierungsbefürworter beeinflusst das wenig.

Interessant auch, dass die Skepsis gegenüber weltumspannenden Milliardenkonzernen wie dem Videodienstleister Zoom sehr schnell verebbt ist, nachdem dieser größere Datensicherheit gelobt hat. Mittlerweile werden vielerlei supervisorische und berufspolitische Sitzungen per Zoom abgewickelt. Therapiesitzungen hingegen sind nur über speziell zertifizierte Anbieter möglich, Gruppentherapien bleiben ausgeschlossen. Es stellt sich insgesamt die Frage , ob wir zu wenig wachsam und zu schnell verführbar sind.

Ingesamt treibt der politische Kurs eine immer weitere Privatisierung und Kommerzialisierung des Gesundheitssektors voran. Dies hat auch anderweitig Folgen: Die Philosophin Maria-Sibylla Lotter hat dargelegt (2021), dass »in einem privatwirtschaftlich organisierten Medizinbetrieb [...] die Ausweitung der medizinisch-psychologischen Krankheitsbegriffe auch die Funktion [hat], die Menge an Patienten zu vergrößern.« Dies könne man zum Beispiel im Bereich der Traumadiagnosen, auch bezüglich der Definition von depressiven Störungen beobachten. Ergänzt sei, dass auch »Diagnosen« im Sinne von Burn-out und Mobbingerfahrungen hinzu gezählt werden sollten. Diagnostisch werden sie meist ebenfalls den Depressionen und Belastungsreaktionen zugerechnet. Und sicher ist die zugrundeliegende Psychodynamik bei diesen Störungen zweifelsfrei oft eine der Depression verwandte.

Das Entscheidende und Problematische aber ist: Indem nicht nur neue nosologische Kategorien angeboten, sondern neue, auch elektronische Bausteine eröffnet werden, wird ein Markt erzeugt für Therapeut*innen, Methoden und Hilfsmittel. Indem man versäumt, sich zu fragen, wie die neuen Syndrome in bisheriges Wissen eingeordnet und damit verstanden werden können, wird Verwirrung gesät und Unwissen geschaffen. Es wird schlichtweg »vergessen«, dass es vielfach bereits passende Konzepte, Theorien und Therapien gibt. Und dass diese auch für scheinbar ganz neue Erscheinungsformen von Störungen wirksam sein könnten.

Tiefenpsychologie und humanistische Werte

Die »Angriffe auf die Seele«, von denen die Rede sein soll, kommen letztlich von vielen Seiten und haben viele Akteure. Sie sind nicht bewusst oder konzertiert, sondern Ausdruck der Dominanz einer vor allem wirtschaftlichen Perspektive auf den Menschen und unsere Gesellschaft. Im Gegensatz dazu geht es mir um die Akzeptanz und Anwendung der Werte, die ein humanistisches und tiefenpsychologisch fundiertes Menschen- und Weltbild ausmachen. Sie sollen verteidigt werden, denn sie haben keine große Lobby mehr. Menschlichkeit rechnet sich naturgemäß zunächst relativ wenig und hat in unserer durchökonomisierten Wirklichkeit nicht wirklich einen guten Stand. Zwar wird aus marktliberaler Perspektive das Argument verwendet, dass das, was sich rechnet, letztlich auch den Menschen zugute kommt. Dies scheint aber oft nicht der Fall zu sein, wie etwa anhand der stark unterschiedlichen und damit sehr stark kommerziell orientierten orthopädischen Operationspraxis gezeigt werden kann (z.B. Beeger, 2019). Im ärztlichen

Freundeskreis hörte ich auch schon mal von Aufforderungen der Geschäftsführung einer Klinik, doch mal ein paar mehr neurologische Operationen zu generieren statt sozialmedizinische Gespräche zu führen, die monetär nichts erbrächten. Was dies mit der Situation der Psychotherapeut*innen zu tun haben soll? Ich denke, hier werden ebenso psychischer Stress und Leid perpetuiert und auch initiiert, bei Behandler*innen wie auch bei eventuell Betroffenen. Die somatopsychischen Folgen unnötiger Eingriffe konnte ich schon des Öfteren in meiner Praxis beobachten.

Es soll schließlich deutlich gemacht werden, dass es für Politik und Gesellschaft nur umso teurer wird, wenn humanistische Werte dauerhaft missachtet werden. Das Leiden von psychisch Kranken hat immer auch eine bedeutsame gesellschaftliche Dimension. Wird diese dauerhaft missachtet, so dreht sich die Spirale nur umso schneller: Es wird neue Versuche geben, Fehlentwicklungen zu korrigieren. Diese können aber nur erfolgreich sein, wenn sie sich nicht der ursächlichen Methodik bedienen, die zu eben jenen Fehlentwicklungen beigetragen hat. Tragischerweise ist es aber derzeit eher so, dass die Fehlschläge digitalen Fortschritts durch weitere Digitalisierung »behandelt« werden. Stichwort: KI – die selbst lernende Maschine, durchaus auch in der Anwendung für Patient*innen in Form von Apps. Ein Circulus vitiosus angesichts der Tatsache, dass Bindungsangst und Beziehungsprobleme, Einsamkeit und Entwurzelung bereits epidemisch geworden sind (vgl. Spitzer, 2018).

Was heilsam ist, ist die Ermöglichung von Beziehung, Bindung, Vertrauen und Hoffnung – innerhalb einer professionellen therapeutischen Beziehung (dazu z. B. Jaenicke, 2014; Leuzinger-Bohleber, 2018; Taubner & Benecke, 2016; Stern, 2011). Jaenicke (2014), ein Berliner Kollege, geht von einem Bekenntnis zum intersubjektiven Verständnis der analytischen Situation aus, wenn er sagt: »Die klinische Sensibilität des Fallibilismus und des dialogischen Fragens, die prozessorientierte Verständnisweise, die Notwendigkeit, Gestalten offen zu lassen, der Einfluss der Begrenztheit unserer Subjektivität sowie die Unwägbarkeiten des intersubjektiven Feldes und des impliziten relationalen Wissens hängen allesamt auch mit der Macht des Unbewussten zusammen. [...] Die Hermeneutik des Vertrauens kann ihm [dem Patienten; d. Verf.] als haltende Umwelt dienen« (ebd., S. 133). Und an anderer Stelle: »Das bedeutet, dass die Gesamtheit jeder Selbstheit [der an der Therapie beteiligten Personen; d. Verf.] – unsere scheinbaren Ähnlichkeiten inbegriffen – in der Begegnung mit dem Anderen fortwährend verändert wird« (ebd., S. 119). Eine solch differenzierte Interpretation der therapeutischen Begegnung wird durch die Übersetzung therapeutischer Prozesse in digitale Formate konterkariert, hängt doch deren Gelingen von der Möglichkeit ab, jederzeit, wenn es indiziert ist, vom Weg abzuweichen und den neu sichtbar gewordenen Gesichtspunkten der Psychodynamik auch neu zu begegnen. Dies können digitale Formate bislang nur sehr unvollständig.

Han (2021) hebt hervor: »Vertrauen, Versprechen und Verantwortung sind zeitintensive Praktiken. […] Treue, Bindung und Verbindlichkeit sind ebenfalls zeitintensive Praktiken. Der Zerfall der stabilisierenden Zeit-Architekturen, zu denen auch Rituale gehören, macht das Leben instabil« (ebd., S. 13). Und: »So entwickeln Informationen eine Lebensform, die ohne Bestand und Dauer ist« (ebd., S. 14). Von diesem Wandel aber sind die Grundzutaten jeder funktionierenden Psychotherapie betroffen! Therapie ist kein Austausch von Informationen, sondern lebendige Beziehung.

Eine App, die in der *ZEIT* als eine »Zahnbürste für die Psyche« bezeichnet wird, verrät mehr über das Welt- und Menschenbild ihrer Macherin, als sie womöglich will (vgl. Lasarzik, 2021). Die Psychologin Lara Bücker hat zwar noch keine Therapeutinnenausbildung, aber bereits die App »Cogito« wissenschaftlich erprobt. Sie soll Depressiven und Spielsüchtigen helfen. Derzeit erforscht Bücker, wie mithilfe von VR-Brillen (VR steht für Virtual Reality) Zwangsstörungen »therapiert« werden können.

Auch Sterns folgende Bemerkung zur Komplexität der analytisch-therapeutischen Situation widerspricht Versuchen, diese eindeutig, gar digital fassen zu wollen: »Was wir als Empathie bezeichnen, umfasst all diese Vorgänge – Objektwahl, Sympathie, Empathie und Aktivität. Diese Prozesse finden aber nicht der Reihe nach statt; sie führen einen Dialog miteinander und prägen sich gegenseitig« (Stern, 2011, S. 186).

Kritik ist berechtigt

Es ist richtig, dass die sogenannte sprechende Medizin gemeinsam mit dem Bereich der Psychotherapie im Vergütungssystem der Kassen in den letzten 15 Jahren gefördert wurde. Einiges an Formalismus wurde abgeschafft, so ist es einfacher, Therapien zu verlängern oder auch Gruppentherapien ohne bürokratische Hürden zu beantragen. Das Honorar stieg langsam, aber stetig, »Strukturzuschläge« und Zuschläge für Kurzzeitherapie führten insgesamt zu einer deutlichen Zunahme des Einkommens, wenn auch, verglichen mit anderen Facharztgruppen, auf einem relativ niedrigen Gesamtniveau. Viele Kolleg*innen sind daher inzwischen zufrieden mit ihrem Einkommen und verfolgen eher halbherzig die Bemühungen der Berufspolitik. Offenbar fällt es vielen schwer, die Arbeit als Psychotherapeut*in selbst so zu wertschätzen, wie es meines Erachtens angemessen wäre.

Über die Gründe lässt sich spekulieren: Das Problem ist, dass sich Seelisches nur wenig objektivieren lässt, was zu dem Gefühl führen kann, zu wenig Nachweisbares als Ergebnis einer Therapie in der Hand zu haben. Dazu kommt, dass eine erfolgreiche Psychotherapie auch beim Therapeuten eine gewisse Zufriedenheit, ja ein Gefühl des Beglücktseins auslösen kann. Wenn es einem am Ende aber so gut geht mit der Arbeit, ist sie dann eigentlich noch eine Arbeit? Das intensive Beziehungsgeschehen in einer Psychotherapie und die unweigerliche Beteiligung des Seelischen beim Behandler können dazu führen, dass die emotionale Gratifikation, die die Arbeit, aller Abstinenz zum Trotz, liefert, auch dazu verleitet, die monetäre Belohnung eher geringer zu schätzen.

Zweifel kommen auf: Vielleicht geht es vielen gerade von uns analytischen Psychotherapeut*innen so, dass wir uns zu viel mit den problematischen Seiten der Ökonomisierung und Digitalisierung beschäftigen, sie zu sehr gewichten, sie überschätzen. Ich fragte mich auch, ob ich aus Nostalgie und Bequemlichkeit eine widerständige Sicht einzunehmen gewohnt bin – oder vielleicht auch wegen des gewohnten beruflichen Skeptizismus, des Alles-hinterfragen-Müssens. Oder bin ich als immer mehr in Frage gestellter »Boomer«, als Älterwerdender bereits in einem ganz natürlichen Widerstand gegen den Fortschritt, gegen Veränderungen im Allgemeinen, da sie mir Verlustgefühle verursachen? Am Ende ist meine Wahrnehmung vielleicht sogar auf eine Verschiebung einer intrapsychischen Konfliktdynamik zurückzuführen. Dies mag alles zutreffen, ist aber reduktionistisch, trifft nicht den Punkt.

Vielleicht, so mein Schluss, sitze ich mit meinem Zweifel am Zweifel gerade jener Ideologisierung auf, die Hardt (2016) so beschreibt: »Lyotard […] hat in seiner *Condition postmoderne* die unheilvolle Kooperation von Ökonomismus-Neoliberalismus und Computerisierung sowie Digitalisierung vorausgesehen. Diese beiden Strömungen haben vereint die großen Erzählungen vom Leben des Geistes und der Emanzipation der Menschheit in einem weltweiten Wettbewerb auf dem Markt der Ideen verdrängt und ihre Glaubwürdigkeit unterminiert« (Hardt, 2016, S. 83). Gesellschaftliche und Gelddinge betreffende Kritik sind nicht gerade beliebt und verbreitet in unserer Zunft. Dazu noch einmal der kürzlich viel zu früh verstorbene Hardt (2016): »[…] nur die Freud'sche Linke hat dem Geld in ihrer Gesellschaftskritik die notwendige Aufmerksamkeit zukommen lassen. Dadurch wird das Thema in der Psychoanalytic Community aber politisch ›suspekt‹, denn Gesellschaftskritik wird üblicherweise als ein Zeichen psychischer Unreife und ödipalen Aufbegehrens gegen hinzunehmende Umstände disqualifiziert« (ebd., S. 89.).

Digitalisierung soll freilich nicht dämonisiert werden, es geht um die zu wenig genannten negativen Begleiterscheinungen, den Schatten, wie etwa die Jungsche

Analytische Psychologie ihn in allen Erscheinungen am Werk sieht. Jenseits der Dichotomie von »gut« oder »böse« gibt es beileibe noch andere Standpunkte. Man kann die Entwicklung zur Digitalisierung nämlich auch anders sehen, zunächst weder euphorisch noch nur kritisch. Welche Verdrängungs- und Abwehrmechanismen auch immer hinter der Entscheidung stecken, die ganze Welt in ein binäres Schema stecken zu wollen, es ist und bleibt eine einflussreiche seelische Regung der Menschheit. Schließlich kann der gigantische Schub der Digitalisierung die Medizin in vielen Bereichen revolutionieren, sicher vor allem da, wo viele Daten ein klareres Bild von objektiven Befunden ermöglichen. Aber mit der Psychotherapie ist das noch eine andere Sache.

Die Therapeut*in-Patient*in-Beziehung

Die Frage, die ich stellen will, ist, was die Digitalisierungsschritte mit der Arzt-Therapeut-Patient*in-Beziehung machen. Es tut sich ein Dilemma auf: Digitalität hat selbst keine Zielrichtung, sie wird von Menschen erfunden und eingesetzt. Und genau um eine sinnvolle und gute Nutzung der Techniken geht es hier. Wir müssen dazu viel genauer untersuchen, in welchen Bereichen eine stärkere Digitalisierung bislang analoger Abläufe sinnvoll sein kann und in welchen nicht. Dagegen sprechen vor allem unsere ureigenen menschlichen Bedürfnisse, wie sie hinter ihren kapitalistisch-gezüchteten Überformungen kaum noch sichtbar sind. In der Psychotherapie geht es um den Menschen, sein Leben, seine Seele, das Unbewusste. Hardt (2011) spricht sogar von einem »psychotherapeutischen Beitrag zur Entwicklung unserer Kultur« (ebd., S. 285), der darin besteht, dass Psychotherapeut*innen mehr als andere Berufsgruppen »mit dem größten, aber diskreten Wissen davon, wie die Menschen wirklich leben, denken und fühlen« (ebd., S. 284), ausgestattet sind. Sie sollten dieses Wissen auch beratend einsetzen und nutzen.

Auch Maio (2020) betont die Bedeutung der heilsamen menschlichen Begegnung zwischen Arzt/Therapeut*in und Patient*in. Er untersucht Annehmen, Vertrauen, Hoffnung und Verstehen als für ihn zentrale »Zutaten« eines Heilungs- und Sinnstiftungsprozesses. Für die »Ich-Du Beziehung« im Sinne von Buber sei viel zu wenig Raum. Und man mag hinzufügen, es wird immer weniger.

In seiner Untersuchung über die Frage der Integration des »Bösen« hält Lesmeister (2021b) den Antagonismus zwischen Liebe und Selbstliebe für maßgebend für viele unsere Probleme und verrät seine Sympathie für Blaise Pascal, »der früh erkannt hat, dass dem Ich nicht zu trauen ist, jedenfalls insoweit nicht, als in ihm ein offenbar naturgemäßer Drang zur Expansion, zur Unterwerfung und Usurpation des Anderen angelegt ist« (ebd., S. 24). Die »Angriffe auf die Seele« erfolgen also durchaus auch aus dem eigenen Ich. Insofern stellt sich immer die Frage, was wir selbst uns zumuten und antun, indem wir uns den Phantasien von der grenzenlosen Herrschaft über die Daten (der Menschen) hingeben.

Was Maio (2020) wie auch Hardt (2016) und Lesmeister (2021b) aus ganz unterschiedlichen Motiven ins Spiel bringen, sind letztlich humanistische Überzeugungen. Die Behandlungsbeziehung ist vor allem eine *Beziehung* und alles andere muss sich diesem Primat unterordnen. Die Realität der Arzt-Patient-Beziehung, aber auch der Psychotherapeut*in-Patient*in-Beziehung sieht immer mehr anders aus. Zum einen ändert sich das Leben von uns allen im außertherapeutischen Bereich durch die Digitalisierung in vielen Bereichen. Darüber hinaus aber eben auch in therapeutischen Kontexten: So sind Psychotherapeuten durch die fortlaufenden Veränderungen in der digitalen Praxissoftware, durch Dokumentationspflichten und Aktualisierungsnotwendigkeiten bereits auf dieser Ebene ständig mit den Themen Digitalisierung und Praxisverwaltung befasst. Dies in einem im Vergleich zu früher viel stärkeren Umfang. Die Arbeitszeit, die dies kostet, wird größtenteils nicht vergütet, sondern gilt mit einer relativ geringen Grundpauschale als abgegolten. In der Praxis bedeutet das, dass der Therapeut als derjenige, der der Ruhepol des therapeutischen »Paares« sein sollte, immer mehr unter Druck gerät. Auch Patient*innen sind Zeugen und Beteiligte, wenn Behandler*innen aufgrund von Softwareproblemen mal wieder keine Versichertenkarten einlesen können, wenn immer neue Formulare gegengezeichnet und unterschrieben werden müssen. Auch technische Probleme bei der Durchführung von Videosprechstunden sind nicht ungewöhnlich und haben zum Teil einen höchst irritierenden Einfluss auf Patient*innen, die Verlässlichkeit benötigen. Fazit: Durch die stark beschleunigte Digitalisierung kommt eine starke Unruhe in die Beziehung, die der Therapeut wiederum regulieren muss. Hinzu kommt die Frustration, dass ein Großteil der Anwendungen der Telematik wie etwa die Ausstellung einer elektronischen Krankschreibung oder die Ausstellung eines elektronischen Arztbriefes zumindest in psychologisch-psychotherapeutischen Praxen sehr selten bis nie nachgefragt werden. Wozu also der ganze Aufwand für alle?

Nicht nur, dass durch die Teilhabe von Psycholog*innen am kassenärztlichen System immer wieder die Maßstäbe der ärztlichen Berufskolleg*innen an diese angelegt werden, sondern nun wird die psychotherapeutische Einzelpraxis auch immer mehr verglichen oder gleichgesetzt mit MVZs und ärztlichen Großpraxen. Ein psychodynamischer Psychotherapeut aber hat durch seine Langzeittherapien oft nur Kapazitäten für wenige neue Patient*innen im Jahr. Die sehr häufig schwer beeinträchtigten Menschen brauchen diese Zeit. Diese Tatsache wird übergangen, wenn von einem großen Durchsatz ausgegangen wird.

Wieso »Angriffe auf die Seele«?

Es wird deutlicher, wieso die unterschwellig aggressiv aufgeladene Auseinandersetzung um die Einführung von mehr Digitalität, hier im Bereich der Psychotherapie, die Begrifflichkeit der »Angriffe« rechtfertigt. Gegen schleichende Entwicklungen ist man weniger gewappnet, sie bemerkt man oft erst, wenn es bereits zu spät ist. Gegen Angriffe hingegen kann man sich zur Wehr setzen, mit Argumenten, mit Worten, mit Solidarität unter Betroffenen. Der kämpferische Titel »Angriffe auf die Seele« soll die Dramatik des Geschehens verdeutlichen. Viele kleine Veränderungen im Alltag, die mit dem Einzug der Digitalisierung verbunden sind, fallen vielleicht noch nicht stark ins Gewicht, werden von uns eher belächelt oder als lästig hingenommen. Wenn man eine Gesamtschau versucht und die vielfältigen psychologischen Mechanismen untersucht, die diesem Prozess zugrunde liegen und die aus ihm folgen, dann geht es meines Erachtens um einen Prozess der Verteidigung von Individualität, Freiheit und Menschenwürde. Ökonomisierung und Digitalisierung sind zwei Aspekte ein und desselben problematischen Prozesses, der immer weitere Teile der Gesellschaft erfasst und der nach Meinung vieler Fachleute im Gesundheitsbereich am wenigsten angemessen ist, die vorliegenden Probleme zu lösen. Am wenigsten jedoch im Feld der Psychotherapie oder Psychoanalyse.

Nicht nur Psychotherapeut*innen sind betroffen von den Veränderungen. In noch viel stärkerem Maß, als dies bislang erfasst wurde, verändert die sich wandelnde Landschaft der Psychotherapie die Möglichkeiten, die dem Einzelnen bleiben, wenn er sich in seiner seelischen Entwicklung arretiert, gebremst oder unverstanden fühlt. Welche Erwartungshaltungen und welches Misstrauen begegnet Psychotherapeut*innen, wenn die Datensicherheit nicht hundertprozentig gegeben ist? Kann noch das notwendige absolute Vertrauen entstehen oder wird man immer auf der Hut sein müssen? Was machen dann unsere Patient*innen? Der Angestellte, der sich aufgrund seiner zwanghaften Befürchtungen nicht gegen Kollegen und Chefs zu behaupten vermag. – Die Ehefrau, die sich nach der erfolgten Scheidung erneut in einer schwierigen Partnerschaft wiederfindet. – Der Studierende, den die zunehmenden Leistungsanforderungen und die Vereinzelung des digitalen Lernens an seine psychische Belastungsgrenze führen.

Es geht darum, eine psychologische Sicht auf uns, die von uns geschaffene Digitalität und auf beides gemeinsam zu entwickeln. Und zu erforschen, wie dieses von uns geschaffene Wesen auf uns zurückwirkt und was es mit unseren professionellen Beziehungen macht.

Psychodynamiker und das Gesundheitssystem

Hinter dem »Bashing« der Psychoanalyse, vor allem gegenüber dem langzeitlichen Charakter der Behandlung, können viele Motive vermutet werden. Doch die Argumentation der hohen Kosten ist nur die Oberfläche eines psychologisch tiefer reichenden gesellschaftlichen Konflikts – abgesehen davon, dass auch das Kostenargument entfällt angesichts der nach analytischer Behandlung deutlich reduzierten Krankheitstage, geringerer Arztkosten wegen psychosomatischer Probleme und weniger häufigeren Frühberentungen (vgl. Staats, 2020).

Dass es gerade die Psychoanalyse so schwer hat, liegt nicht nur an der über Jahrzehnte nicht wesentlichen Forschungstätigkeit und den heutigen Effizienzbestrebungen der Funktionsträger im Gesundheitssystem. Es liegt nach Freuds eigener Einsicht an der Psychoanalyse selbst und an den Bereichen, mit denen sie sich beschäftigt, dass sie immer wieder als unwissenschaftlich dargestellt bis verfemt wird. Die Behauptung des Unbewussten ist ein derart großer Kontrast zum heute im Zeitalter der Digitalisierung abermals verstärkten Glauben an die Technik und das bewusste Streben und Wollen des Menschen, dass es nicht wundern muss, wenn sich hier Gräben auftun. Tiefenpsycholog*innen als Teilhabende im Gesundheitssystem leben schon immer in dieser eigentümlichen Spannung und Widersprüchlichkeit. Vermutlich ist es so: Die Funktionäre des Gesundheitswesens glauben selten an die Theorien der Psychoanalyse, aber profitieren ohne ihr Wissen vom Erfolg vieler zehntausend psychodynamischer Therapien jährlich.

Letztlich passt das Denken der Tiefenpsychologie am wenigsten gut zu dem, was Bruder-Bezzel (2016) »Gesundheitsmanagements« nennt, »die innerbetriebliche psychologische Beratung und Therapie sowie das Angebot von Coaching und die Healthismus-Bewegung, die, um die Gesundheit zu erhalten, Bewegung, Fitness, Kuren, gesunde Ernährung, Abstinenz von Drogen aller Art (außer von Medikamenten) fordert und fördert« (Hartmann & Geppert, 2008, S. 94ff., zit. n. Bruder-Bezzel, 2016). Eine besondere gesellschaftliche Wertschätzung für die Nachhaltigkeit der Erfolge tiefenpsychologischer Psychotherapien bleibt aus. Populär sind kurze, lösungsorientierte und möglichst kostengünstig erscheinende Verfahren. Dabei muss aus gesamtgesellschaftlicher Sicht auf eine erhebliche Rolle der Psychotherapie und maßgeblich auch der Tiefenpsychologie für die Entschärfung von Konflikten ausgegangen werden. Seien dies vermiedene Zuspitzungen von Familiendramen, sei dies die Beendigung von endlosen Odysseen durch Facharztpraxen mit fraglichen psychosomatischen Befunden, seien dies Karrieren durch bestandene Prüfungen, seien dies gruppendynamisch günstige Entwicklungen im privaten oder beruflichen Bereich, bis hin zum Engagement für Ehrenämter und bedürftige Menschen. Hier werden gesellschaftlich gewiss jährlich Milliardensummen eingespart.

Vermutlich haben die Menschheitsverbrechen der Deutschen zur Zeit der Nazi-Herrschaft und die daraus resultierenden Traumata und kollektiven Schuldgefühle mit dazu beigetragen, dass Psychotherapie und mit ihr die immer noch hälftig an der Versorgung beteiligten analytischen und tiefenpsychologisch fundierten Verfahren vollwertiger Teil der Kassenleistungen werden konnten. Das kollektive Schuldgefühl gegenüber den emigrierten und ermordeten jüdischen Kolleginnen und Kollegen, die allumfassende Verstrickung als Täter oder Opfer muss dazu geführt haben, eine Art Wiedergutmachung leisten zu wollen. Auffällig jedenfalls, dass es in keinem anderen Land der Welt einen so großen Umfang an kassenfinanzierter Psychotherapie gibt. Durch diese rechtliche Verankerung von Psychotherapie wurde viel zur Verarbeitung, zur Bewältigung und vielleicht auch manchmal zur ansatzweisen Heilung der tiefen Wunden, nicht nur im Einzelnen und bei seinen Angehörigen und Nachkommen, sondern für die Gesellschaft als Ganzes beigetragen. Viele hunderttausend, ja Millionen Menschen haben in der Bundesrepublik in der letzten gut fünfzig Jahren eine Psychotherapie gemacht. Hiervon profitierte auch die Gesellschaft als Ganzes, wurde sozialer, weniger abwehrend, integrativer, menschlicher. Hierzu gehört auch der Wandel in den Vorstellungen über Erziehung, die zunehmende Öffnung gegenüber Themen wie Traumatisierung und die zunehmende Sensibilisierung gegenüber der Situation unserer natürlichen Umwelt. Wer mit sich selbst mehr im Einklang leben kann, dem fällt deutlicher auf, wer und was in seinem Lebensumfeld leidet und Hilfe benötigt. Es ist zumindest interessant, dass die Propagierung von Kurzzeittherapien und digitalen Anwendungen mit dem Zeitpunkt übereinstimmt, an dem die meisten Überlebenden der Nazi-Gräuel verstorben sind.

Zurück zur speziellen Situation der analytischen Verfahren: Wenn man die aktuellen Bestrebungen nach Ausgrenzung und Druckausübung auf die analytischen Verfahren beobachtet, kann man nicht umhin, sich zu denken, dass es genau das Menschenbild und das Denken der Tiefenpsychologie ist, das den Politikern und den Mächtigen in der Wirtschaft Angst macht. Zumindest unbewusst wird psychodynamisches Denken von vielen Laien als etwas Ominöses, Bedrohliches angesehen, das sie schwer einordnen können. Es ist das bekannte Phänomen aus der

Einzelbehandlung: Das Interesse am Unbewussten weckt Widerstand und Abwehr! Hinzu kommt das leider vorhandene Unvermögen mancher Analytiker*innen, ihre Arbeit und deren Hintergründe allgemein-verständlich und einfühlend zu beschreiben, ärgerlich sind auch klischeehafte bis falsche Darstellungen in Film und Fernsehen.

Gibt es ein Leiden am digitalen Wandel?

Allzu schnell wird der als unaufhaltsam beschriebene Prozess des Einbaus der digitalen Routinen in unseren Alltag als lästig, aber harmlos bewertet. Routinen verändern sich langsam, aber stetig, werden irgendwie in die Lebensabläufe integriert. Dann kommt die nächste Veränderung, in der Praxis der nächste Konnektor, das nächste Update und so fort. Mit diesen Techniken halten auch neue Denk- und Verhaltensweisen Einzug in die Welt der Psychotherapeut*innen, gerade der psychologisch ausgebildeten. Sie verändern das Selbstverständnis der Profession in vielfacher Weise, die weit über unsere bisherige Sicht von Psychischem hinausgeht. Denn die Welt des Psychischen wird gerade nach aktueller kontextueller Sicht sehr durch veränderte Umgebungsfaktoren mitgeprägt. Sie berührt sowohl das Selbstverständnis der Ratsuchenden wie das der Therapeutenschaft und damit auch deren als heilsam angesehene Beziehung.

Eine Kritik des Digitalen insgesamt zielt auf den vehementen Einfluss, den es auf die Psyche ausübt. Man muss nicht den Studien, die etwa Spitzer (2012) gesammelt hat, beipflichten und eine differenziertere Sichtweise fordern, die auch die Vorteile digitaler Medien hervorhebt. Allein die Tatsache, dass wir und unsere Patient*innen regelmäßig in die virtuelle Welt der Smartphones, der PCs und Tablets abtauchen, verändert vieles. Die Digitalität ist immer im Raum, in jeder Sekunde. Nicht erst dann, wenn zufällig einmal ein Patientenhandy in der Stunde klingelt. Viel zu selten denken wir etwa daran, dass ein Patient bis kurz vor der Sitzung Kontakt mit einer Bezugsperson gehabt haben kann, per Handy eben. Dies ist etwas anderes, als wenn dieser Gelegenheit hatte, sich vor der Sitzung zu sammeln, seine Gedanken und Gefühle zu ordnen und sich innerlich auf die Sitzung einzustellen. Viele Menschen stolpern auf diese Weise geradezu in die Sitzung. Alles folgt ohne Pause aufeinander, alles wird gleich wichtig, die Besonderheit der therapeutischen Situation ist leichter zu leugnen (vgl. Bollas, 2018). Noch an anderer Stelle wird das Digitale zum »Zeitfresser«. Während Patient*innen bis vor wenigen Jahren ihre Termine auf einem Zettel notierten oder im Kalender, wird nun das

Handy herausgeholt, angeschaltet, der Kalender angeklickt und wie man das kennt, mit mehrfach abgestuften Bestätigungen der jeweiligen Zuordnung von Zahlen zu Bedeutungen ein Termin eingetragen. Mit anderen Worten, dies dauert mitunter Minuten, sodass sich die Sitzungen auch künstlich verlängern können. Grenzen verwischen, die Bedeutung des Sitzungsendes wird (auch emotional) überlagert. Wenn nur jede Stunde auf diese Weise zwei Minuten länger dauert, dann hat ein Vollzeit arbeitender Psychotherapeut am Ende des Jahres eine gute Woche ohne Bezahlung gearbeitet! Alternative: die Sitzung bereits jeweils früher beenden, was jedoch rechtliche und moralische Fragen aufwirft.

Als die digitale Zeit heraufzuziehen begann, sprach Jaron Lanier davon, dass es nur wenige Menschen gab, die ihre Erfahrungen als Menschen und Programmierer in dieser Computerwelt mitteilten. Eine davon war Ellen Ullman, deren Buch *Close to the machine* von 1997 er später in seinem Vorwort von 2012 als bahnbrechend empfahl, da es wie nur wenige klarmachte, dass »es eine Brücke gab zwischen der großen Realität und dem Reich der Nerds, die unempfindlich bis immun schienen gegenüber Subjekthaftigkeit, Schönheit, Liebe und die menschliche Fehlbarkeit nicht anerkennen wollten« (S. IX; Ü.d.V.). Lanier stellt heraus, was ein wesentliches Merkmal der digitalen Protagonisten, Forscher, Programmier ist: Sie sind männlich. Vielleicht ein weiteres Argument, warum sich die als eher feminin (sowohl bezüglich der »womanpower« als auch ihrer Inhalte) gebende Psychotherapie schwer tun sollte mit einer unhinterfragten Rundumdigitalisierung ihrer Profession. Lanier (2012, in: Ullman, 1997) weiter: »Computer, wenngleich sie immer neu erscheinen, begrenzen auf mechanistische Weise das, was wir sehen und wissen, sie sperren uns in der ewigen Gegenwart ein, während sie uns vormachen, wir wären All-Wissend« (S. XII; Ü.d.V.).

Nach Lanier verführt der Siegeszug der Digitalisierung dazu, zu glauben, dass sich alle Probleme des Menschen durch Computer lösen lassen. Dadurch, dass vielerlei Lösungen für Probleme gefunden werden, die vor der Computerzeit gar nicht bestanden, leben wir in der Illusion, alles werde regelbar, auch im digitalisierten Gesundheitswesen. Für Maio (2020) ist das die Erklärung dafür, dass wir »heute in einer *hoffnungslosen* Zeit leben und warum die Medizin so sehr auf Prognosen setzt und so wenig auf Hoffnung. Auch sie kann diese Offenheit [der menschlichen Entwicklung; V.M.] nicht aushalten und flüchtet daher in den Szientismus« (S. 167).

Die Ökonomisierung und Digitalisierung von seelischen Störungen

Corona und die Folgen – die aktuelle Praxissituation

Das berufliche Umfeld von Psychotherapeut*innen ist in Bewegung. Viele von uns haben in den vergangenen Monaten neue Erfahrungen mit der Durchführung von Videosprechstunden gemacht. Binnen Monaten ist die frühere Zurückhaltung gegenüber digitalen Medien bei vielen aufgeweicht worden, meist aus purer Not. Viele haben sich damit arrangiert, manche haben sich vielleicht sogar daran gewöhnt, Patient*innen über die Lockdowns hinweg nur noch am Bildschirm zu sehen und zu sprechen. Davor war die Digitalisierung für Psychotherapeut*innen, gerade für die noch zahlreichen Älteren unter ihnen, eher ein Reizthema und stieß auf teils heftige Abwehr. Ein Beispiel dafür ist Dr. Andreas Meißner, Psychiater, Sprecher der Initiative »Freiheit für 1%«, die sich gegen den Zwang zur Installation der Telematikinfrastruktur wendet (vgl. https://www.freiheit-fuer-ein-prozent.de/).

Hintergrund ist, dass wir in den letzten Jahren mit einer Vielzahl von Veränderungen in unserer Praxisverwaltung konfrontiert gewesen sind. Die Aufstellung einer umfassenden sogenannten Telematik-Infrastruktur, die alle Praxen in Deutschland miteinander zu vernetzen helfen soll, wurde zwar auch nicht so schnell wie geplant vollzogen und es gibt nach wie vor Verweigerer dieser Veränderungen. Dennoch hat sich eine große Anzahl von Kolleg*innen nicht verschlossen. Dies ist umso grotesker, als viele ambulante Psychotherapeut*innen nur sehr wenig Austausch von Daten betreiben müssen. Ihre »Daten« sind noch dazu die absolut vertraulichen Stundenprotokolle, meist handschriftlich abgefasst, deren persönlichen Teil niemand, auch nicht die Patient*innen, je zu Gesicht bekommen darf. Dies betrifft natürlich nicht die Teile des Protokolls, die nach dem Patientenrechtegesetz zur Einsicht zur Verfügung stehen müssen.

Die Realität aber ist: Nur ab und zu kommt ein Patient mit Klinikberichten oder Berichten aus Vortherapien, keinesfalls benötigt die Mehrzahl von Psychotherapeut*innen als Voraussetzung der Arbeit oder gar täglich eine funktionierende geschützte Datenverbindung der etablierten Größenordnung. Dennoch: Viel mehr Zeit als früher verbringen auch Psychotherapeut*innen am Computer, nämlich mit Downloads, Updates, mit Telefonaten und Teamviewer-Sitzungen mit den Beratern des Praxisverwaltungsprogramms. Inzwischen (Stand: 15.03.2021) werden Praxen, die sich zum Teil unverschuldet wegen Lieferengpässen nicht in den vorgeschriebenen Zeiträumen digital anschließen ließen, mit einem Honorarabzug von 2,5 Prozentpunkten abgestraft. Den Kassenärztlichen Vereinigungen blieb kein Weg, als sich dieser Gesetzeslage zu beugen. Klagen werden dennoch folgen.

Die meisten meiner Kolleg*innen machen die Erfahrung, dass die digitale Verwaltung ihrer Praxis eine immer größere Zeitspanne in Anspruch nimmt. Die Stunden, die pro Woche mit Computerproblemen, Sicherheitsprüfungen, Neuinstallationen und zu studierenden Regelwerken verbracht werden müssen, werden mehr.

Auch zur gerade epidemisch gewordenen Videosprechstunde (dem Namen für die Therapiesitzung per Video) liegen Daten vor, nach denen ca. 25 Prozent der Anwender über Mängel, Fehler und Abstürze klagen. Neben die reine Sitzungszeit tritt die Zeit für die Erstellung und den Versand des Links, den Umgang mit Abstürzen und anderes mehr (vgl. Rothhaas, 2021). Dies belastet Therapien, erschwert die Arbeitsvoraussetzungen des Therapeuten, sorgt für Frustration, Enttäuschung und Ärger.

Hinzu kommt die rasche Folge von Gesetzen zu digitalen Anwendungen aus der Gesundheitspolitik, die Protestnoten kaum zulässt, so schnell wird sie vorangetrieben. Alles soll auf digital umgestellt werden. Und die Psychotherapie in Persona soll Konkurrenz bekommen: Gesundheits-Apps und Beratungs-Hotlines werden in anderen europäischen Ländern schon vermehrt angeboten. Und die Menschen machen davon Gebrauch. Schnell soll es gehen. Man bekommt den Eindruck: Schnell sollen auch Probleme und Schwierigkeiten, auch jene, die die digitalen Medien in der Gesellschaft verursachen, wieder verschwinden. Für alles wird eine digitale Lösung angestrebt. Nach dem Sinn von Symptomen, nach dem, was sie uns sagen wollen, fragt fast keiner mehr.

Die Frage, was die ganze Veränderung mit uns macht, wird noch viel zu wenig gestellt. Unterschwellig, fast unbewusst macht sich eine neue Denke breit, ein neuer therapeutischer Alltag, eine davon beeinflusste neue Sicht auf die Seele des Menschen. Die psychoanalytische Sichtweise mutet zunehmend anachronistisch an, nur noch wenige praktizieren sie. Folgt man den aktuellen Zahlen, so praktiziert sogar der größte Teil der Psychodynamiker nur noch wenige ausdrückliche Langzeittherapien über mehrere hundert Sitzungen. Und dies, obwohl diese Option im Kassensystem noch immer existiert. Ganze 7 Prozent etwa entfallen auf die beantragungspflichtigen analytischen Psychotherapien für Erwachsene (KBV, 2018). Viele davon werden nicht mehr bis zur Höchstgrenze der Kontingente durchgeführt.

In diesem Zusammenhang ist die Argumentation von Wachendorf und Glasenapp (2021) fraglich, die von einer »Absenkung der Krankheitsdefinition (ebd.,

S. 159) ausgehen, um die trotz geänderter Bedarfsplanung und einem Zuwachs an hälftigen Praxissitzen nach wie vor bestehenden Wartezeiten auf Psychotherapieplätze zu erklären. Diese Argumentation macht nur Sinn bei einer stabilen Inzidenz und genau diese ist im Bereich seelischen Erkrankungen schwer zu bestimmen, da sie immer auch Ausdruck und Symptom gesellschaftlicher Prozesse ist. Dazu später mehr.

Digitale »Versorgung«

Man kann das neue Digitale Versorgungsgesetz (der Begriff ist auch ein Euphemismus besonderer Art) als ein Gesetz verstehen, das einer Unzahl von Wirtschaftsunternehmen erlaubt, sich der Gesundheitsdaten der Bürger zu bedienen, um damit Profit zu machen. Dies soll vor allem mithilfe neuer Apps geschehen, die man »Digitale Gesundheitsanwendungen« nennt, die von Start-Ups entwickelt werden und die im psychotherapeutischen Bereich beispielsweise zur Orientierung und Information, aber auch zur Anwendung von Selbstbeobachtung (»Tagebuch«), -regulation und -modifikation und zur Überbrückung von Wartezeiten auf einen Behandlungsplatz dienen sollen. Viele rechtliche Fragen sind in diesem Zusammenhang zu stellen und zu größeren Teilen bislang völlig offen. Es werden große Hoffnungen auf eine größere Selbstverantwortung der Patient*innen gesetzt und damit auf eine Entlastung des Gesundheitssektors. Unter der Überschrift der Selbstverantwortlichkeit und des Autonomiegewinns wird vermittelt: »Macht das doch allein!« – persönliche Begegnung wird minimiert. Und man sollte nicht glauben, dass hier letztlich Gelder eingespart werden, zeigt sich doch trotz aller Modernisierung und Digitalisierung in anderen Feldern bislang verlässlich eine stetige Zunahme der Ausgaben im Gesundheitswesen.

Letztlich geht es um die Erschließung neuer Märkte, also um die weitere Merkantilisierung des meines Erachtens zutiefst mit persönlichen Motiven und Themen befassten Gesundheitssektors. Daher sind auch die Einwände und die Skepsis der Fachöffentlichkeit verständlich, denn persönliche Gesundheitsdaten stellen sehr sensible Daten dar, die nicht in die falschen Hände geraten dürfen. Kritik kommt hier vor allem vom GK II, dem Gesprächskreis 2 der Psychotherapeutenverbände, der entsprechende Resolutionen auf den Weg gebracht hat. Der Kreis setzt sich auch für eine bessere Bezahlung in der Ausbildung ein (s.a. https://www.dgip.de/images/resolution_grundberuf.pdf).

Der Euphemismus der digitalen »Versorgung« lässt bei psychodynamisch arbeitenden Kolleg*innen Bilder einer gutmeinenden mütterlichen Instanz aufsteigen.

Endlich werden alle »Mühsamen und Beladenen«, die bislang noch keine therapeutische Hilfe in Anspruch nehmen konnten, auch mit einem »Angebot« bedient. Wenn sich analytisch orientierte Psychotherapeut*innen aber mit dem Begriff Versorgung beschäftigen, geht es meistens um die »frühe Versorgung«, also die Sorge und Betreuung in der Zeit, als ihre Patient*innen Kinder waren. In Behandlungen findet sich dort regelmäßig eine Unterversorgung mit liebevoller Zuwendung, Empathie, Resonanz oder Vorbildfunktionen in der Kindheit, die zu häufig gravierenden Störungen im Funktionieren der dann erwachsenen Patient*innen führen. Umgekehrt geht es in der therapeutischen Beziehung dann häufig um eine Nachreifung (vgl. Klöpper, 2005), eine nachträgliche Integration von korrigierenden, positiven Erfahrungen in und durch die therapeutische Arbeit. Dies hilft vielen Menschen, in ihrem Leben besser mit sich und anderen klarzukommen, Konflikte zu lösen, innere Spannungen besser regulieren zu können.

Wenn nun also von Versorgung mit digitalen Hilfsmitteln die Rede ist, muss es für jemanden, der weiß, wie sehr es um die persönlichste menschliche Begegnung geht, auf die der Patient seelisch angewiesen ist, um heilen und wachsen zu können, wie Hohn klingen. Nicht das Menschliche wird gefördert, die Maschine wird gehypt und idealisiert. Nun hat man es also in der Therapie also nicht mehr nur mit den Widerständen und Ängsten des Patienten zu tun, die auf die schwierigen Beziehungserfahrungen der Kindheit zurückgehen, sondern es tut sich noch eine andere Front auf, nämlich die Illusion, mithilfe technischer Hilfsmittel menschliche Beziehungen effektiver gestalten zu können, abzukürzen, ambivalenzfreier erleben zu können. Sind Patienten mit diesen Idealisierungen aufgeladen, wird eine angemessene Therapie schwieriger, denn diese Idealisierungen werden von außen noch unterstützt, statt dass eine realistische Sicht auf die Not des Patienten etabliert und gestärkt wird. Die Arbeit analytisch und tiefenpsychologisch orientierter und ausgebildeter Kolleg*innen wird durch diese gesellschaftlichen Umwälzungen insgesamt erschwert. Denn das Menschenbild, dass hinter Szientizismus und Technizismus steht, ist eher das Problem als die Lösung. Die therapeutische Arbeit hat es nun also auch mit dem umgebenden gesellschaftlichen Widerstand gegen diese Einsicht zu tun.

De Ridder (2015) hat sich mit den Auswirkungen der Merkantilisierung des Medizinbetriebs speziell in Kliniken befasst. Die seit den Neunziger Jahren unter dem Einfluss neoliberaler Politik akzelerierte Ökonomisierung des Gesundheitswesens unter dem Schlagwort »Sparmaßnahmen« sei mitnichten in Zielnähe gekommen. Nicht nur wird das Gesundheitssystem Deutschlands immer *teurer*, auch der dieser Steigerung entsprechende »Output« erfüllt nicht die Erwartungen. Wieso aber wird die Diskrepanz zwischen der immer wieder angeführten Begründung der Kosteneinsparung durch (auch technische) Neuerungen nicht mit der empirisch zu beobachtenden kontinuierlichen Steigerung der Kosten in Beziehung gesetzt? Wieso wird dieser Widerspruch nicht zum Thema gemacht?

Wie erwähnt, erhielten Psychotherapeut*innen während der Pandemie die Möglichkeit, bis zu 100 Prozent ihrer Tätigkeit online ausführen zu können. Dies ist eine große Entlastung. Allein, die Internetverbindungen sind gerade im ländlichen Raum immer noch so schlecht, dass 40 Prozent der Patient*innen über Probleme berichten, selbst in den Städten habe es noch bei 25 Prozent Verbindungsschwierigkeiten gegeben (s. Rothhaas, 2021).

Das Digitale steht allzu oft als großes Versprechen im Raum und enttäuscht doch allzu häufig. Damit wird leider auch die Skepsis gegenüber sinnvollen Digitalisierungsschritten befördert.

Führen wir den Gedanken zu Ende, kommen wir zu dem Schluss, dass technizistisches Denken, dass »Maschinendenken« über den Körper und die Seele genau genommen das Problem ist. Die Funktionsweise des Digitalen legt uns ein Denken nahe, dass unser Leiden an der Dominanz der Technik und des Effizienzzwanges in unseren Leben perpetuiert, indem es sich als deren Lösung anpreist. Aber es gilt, wie auch Lesmeister (2021a) gesteht, »wie außerordentlich schwer es ist, dieser permanent wirksamen Infiltration zu entgehen« (ebd., S. 30).

Stadler (2016) betont demgemäß auch, »der einzelne Mensch mit einer Innenwelt, mit Ideen, Träumen und Wünschen ist als Referenzgröße nicht relevant« (ebd., S. 199). Dramatikerin Sybille Berg (2021) bringt das auf den Punkt, indem sie behauptet: »[W]as ist Innenleben? Wir leben halt so. Am Ende hocken wir allein mit uns da und fragen uns nicht nach unserer Kindheit, sondern wir sind einsam und/oder haben Angst vor dem Tod« (ebd., S. 22). Auch für Schriftsteller*innen wird psychoanalytisches Denken offenbar zunehmend antiquierter und unpassender.

Für die Algorithmen sind Menschen »Black Boxes, die rein über ihre messbaren Reiz-Reaktions-Beziehungen erfasst werden« (Stadler, 2016, S. 199). Dieses Zusammenwirken von Verhaltenstheorie und Digitalismus nenne die Rechtsphilosophin Antoinette Rouvroy *»Daten-Behaviorismus«* (zit. n. Stadler, ebd., S. 199). Werde so mit Gesundheitsdaten umgegangen, kommt Stadler zu dem Schluss: »Damit wird das Solidarmodell der Krankenkassen untergraben« (ebd., S. 239). Nach Hardt (2019) leugnet die »digitalistische Gigantomanie« zudem die Notwendigkeit der Triangulierung. Daher sucht er auch nach einem dritten, reflektierten Weg zwischen »Heilserwartungen und Untergangsphantasien« (ebd., S. 848). Wir werden uns im letzten Drittel dieses Buches damit eingehender befassen.

Roes (2011) beschwört in seinem Zwiegespräch mit dem Psychiater, Psychoanalytiker und Philosophen Hinderk Emrich die Magie der zwischenmenschlichen

Begegnung. Diese waren »immer magische Augenblicke, in denen etwas ungeheuer Komplexes und nicht vollständig Analysierbares geschah, einfach deshalb, weil jeder Mensch immer mehr ist, als er selbst von sich weiß« (ebd., S. 63). Wird dieses Erleben untergehen?

Persönliche Betroffenheit

Es ist durchaus auch persönliche Betroffenheit, die mich nachdenklich macht: Was Handys betrifft, so bin auch ich erschrocken über meine in »Corona-Zeiten« stark gestiegene tägliche »Bildschirmzeit« – noch so eine Wortneuschöpfung. Von überall kann ich kommunizieren, meine Mails beantworten, auf Nachrichten reagieren, etwas diktieren, einen Film schauen, Zeitungen lesen oder Fotoalben zusammenstellen. Das ist einerseits sehr praktisch, andererseits durchsetzt es den Alltag mit vielen kleinen Unterbrechungen, hebt heraus aus der Realität unserer jeweiligen Umwelt, unserer Kontakte. Ich erlebe das als dezentrierend, als entfremdend, als süchtig machend. Wie oft habe ich in den vergangenen Corona-Monaten in irgendwelchen mäßig interessanten Onlinekonferenzen, wohlgemerkt nicht etwa in Videosprechstunden, etwas geschrieben, oder – mit Standbild – mein Zimmer aufgeräumt, gekocht, sogar Yoga gemacht. Unser Großgruppenleiter letzten Sonntag formulierte das so: »Ich sehe, dass drei von Ihnen E-Mails beantworten, lassen Sie das besser, man sieht es!« Dieses »Multitasking« hat mir eine Menge Zeit »gespart«, aber es hinterlässt ein mehr als schales Gefühl. Nach einem Jahr Psychotherapie unter Corona-Bedingungen ist der Frust offenbar so groß, dass man von der Kachelwand aus Bildern in einer Videoschalte regelmäßig Reißaus nimmt.

Nichts wird mehr ganz gemacht, hat einen Anfang und ein Ende. Die Digitalisierung ermöglicht das Multitasking, das angeblich sowieso nie funktionierte, anscheinend doch noch. Wie das gerade benutzte Wort von der Flucht nahelegt: Wir sind flüchtig und werden es uns selbst gegenüber immer mehr. Aber wahr ist auch: Stille, Ruhe, bei sich ankommen ist eine elementare Erfahrung, die Dinge in uns in Gang setzt, Erinnerungen hochspült, uns unsere innere Vielschichtigkeit erst erlebbar macht, uns mit unserer menschlichen Unentschiedenheit, unseren faulen und gelungenen Kompromissen konfrontiert. Und da zeigt sich, dass wir nie so werden können wie unsere digitalen Schöpfungen – Gott sei Dank möchte man sagen, denn auch diese sind unvollständig, fehlerhaft und immer nur ein »Prothesengott«.

Seele und Technik

Wir haben es als Psychotherapeut*innen mit einem Bereich menschlichen Lebens zu tun, der sich der eindeutigen Bestimmung entzieht. Ich spreche vom aus der Mode gekommenen Begriff der Seele. Die akademische Psychologie hat es sich dagegen zur Aufgabe gemacht, die Psyche Stück für Stück zu vermessen. Doch im Bereich der Psychopathologie ist es sogar so, dass der Perfektionsdrang, der Kontrollzwang und die Ambivalenzfreiheit der Patient*innen oft ein Ausweis ihrer Krankheit, ihrer Problematik ist. In vielen Therapien geht es darum, *widersprüchliche* Gefühle bewusst zu machen, Ängsten und Schattenaspekten den Raum und das Verständnis zukommen zu lassen, den sie einfordern. Gerade aus tiefenpsychologischer Sicht geht es in Psychotherapien nicht nur um eine Wiederherstellung der Funktionstüchtigkeit, um die Beendigung eines zweifellos unerwünschten Zustandes. Die Grundidee der Psychoanalyse lautet, dass über die Aufhebung der Verdrängung und einen besseren Zugang zu unbewussten Strebungen psychische Gesundheit verbessert werden kann. Erst die Akzeptanz ungeliebter unbewusster Impulse und Affekte, Phantasien und Gedanken führt dazu, dass diese ihren Einfluss auf das bewusste Leben verlieren und dieses so kontrollierter und ruhiger verlaufen kann. Mit anderen Worten: Die Akzeptanz des Störenden lässt den Laden wieder richtig laufen. Die Psycho-Logik ist diesbezüglich paradox. Das Ja oder Nein der Digitalität und ihrer Anwendung hingegen widerspricht zutiefst dieser Funktionsweise des Seelischen, wie sie seit Jahrtausenden in Philosophien, Psychologien und neuerdings sogar durch die Hirnforschung belegt wird.

C.G. Jung (2005) erkannte im *Gegensatzprinzip* eine Grundfunktion seelischen Lebens: »Insofern analytische Behandlung den ›Schatten‹ bewusst macht, erzeugt sie eine Spaltung und Gegensatzspannung, welche ihrerseits einen Ausgleich in der Einheit suchen. Die Vermittlung geschieht durch Symbole. […] man kann keine Lösung sehen. Wenn alles gut geht, präsentiert sie sich dennoch spontan von Natur aus« (ebd., S. 338).

Der tägliche Umgang mit der Technik, bei der wir sukzessive immer nur in zwei Richtungen entscheiden können und immer etwas ausschließen müssen, prägt unser Denken, auch unser Denken über unsere menschliche Funktionsweise entscheidend mit. Das Gehirn ist eben kein Computer, wie dies jede zweite schlecht gemachte Wissenschaftssendung zu vermitteln versucht. Genau dies ist die inkriminierte technikgeleitete Deduktion, die uns bedroht. Ein mit Programmieren beschäftigter Patient bezeichnete dies neulich so, dass die Nutzung einer Programmiersprache nicht den geringsten Fehler erlaubt, keine »Fehlleistung« ist mehr akzeptabel. Für psychodynamische Psychotherapeut*innen hingegen entsteht Sinn aus dem, was schief geht, schlicht aus dem »Unsinn«! Was durch die Bruchstellen des Bewusstseins an Unbewusstem nach außen dringt, kann nur aufgespürt werden, wenn sich im Handlungs- oder Redefluss bedeutungsvolle »Fehler« einschleichen, die auf zugrundeliegende unbewusste Motivationslagen schließen lassen. Eine Programmierung aber verzeiht keinen Fehler, sonst funktioniert nichts mehr. Ein eindeutiger Unterschied zum Funktionieren des seelischen Lebens des Menschen, der jedes Parallelisieren von Mensch und Maschine unmöglich und gefährlich macht.

Das Streben nach Effizienz im Sinne der Ökonomie, nach cleveren digitalen Lösungen entspringt dem Menschenbild des »Homo oeconomicus«, letztlich ein Geschöpf der calvinistischen Leistungsethik. Diese zur Zeit der Industrialisierung aufgekommene religiös überformte Vorstellung vom Menschen (vgl. Weber, 2005) stellt die Grundlage dar für das Denken, dass es auch immer so weitergeht. Die Wachstumsideologie des Kapitalismus wird zwar zunehmend in Frage gestellt, die Psychotherapie und der Gesundheitsmarkt kümmert sich aber bislang um dergleichen Wandlungszeichen nicht viel. Der psychodynamischen Sichtweise aber geht es um die Anerkennung unserer Verletzlichkeit, an der auch technische Lösungen nur sehr bedingt etwas ändern können. Bezogen auf die Corona-Krise hat Wirth (2020) diese Beobachtungen in einem Vortrag zusammen gefasst.

Maio (2020) meldet sich mit einer Kritik der Fetischisierung der Zahlen und des Umgangs mit diesen: »Wir reduzieren Probleme des Menschen auf Managementprobleme« (ebd., S. 38). Das Perfide dabei sei das Schleichende des Prozesses, dieser vollziehe sich zwar sichtbar, aber eben so langsam, dass es niemandem negativ auffalle. Maio (2016, S.100) an anderer Stelle: »›Hilfe‹, so hat es Niklas Luhmann treffend ausgedrückt, ›wird nicht mehr durch den Anblick der Not ausgelöst, sondern durch einen Vergleich von Tatbestand und Programm‹« (Luhmann, 1973, S. 34, zit. n. Maio, 2016). Geholfen werde letztendlich nur noch, wenn Profit daraus geschlagen werden kann, so Maio. Helfen sei dagegen durch eine innere Öffnung und nicht durch die Anwendung einer Technik möglich, worauf ähnlich auch Richter (1990) hingewiesen hat: »[…] im offenen Aneinander-Anteil-Nehmen teilt jeder mit den Anderen das, was er gerade aktuell nicht ist, als etwas, was doch zu seinem Lebenszyklus gehört« (ebd., S. 263).

Hier gehört auch die Idee des »inneren Heilers« aus der analytischen Psychologie hin (vgl. Frick, 2005.) Es geht um die Grundannahme, dass ein Patient seinen

Weg zu einer Lösung oder »Heilung« mit der Hilfe des Therapeuten selbst finden muss. Dabei geht es um die Aktivierung von inneren Ressourcen, auf Neudeutsch »skills«. Dass es dabei auch um die Annahme eines Schicksals, eines Lebenswegs, um die Entwicklung von Demut gehen kann, drückt sich in dem Titel des Buches von Frick (2005), *Sich Heilen lassen*, aus. Mit den Grundannahmen eines ökonomisierten, bürokratisierten und verdinglichten Ablaufes werden aber die therapeutische Beziehung und der Therapeut in seiner bisherigen Identität als derjenige, der sich auf einen dialogischen hermeneutischen Verstehensprozess mit dem Patienten einlässt, abgewertet. Auch Bollas (2018) gibt zu bedenken: »Contemporary selves live several steps removed from engagements in the real« (ebd., S. 58).

Eisenberg (2015) bezieht einen noch deutlicher systemkritischen Standpunkt. Für ihn sind Psycholog*innen und Psychotherapeut*innen seit den 2000er Jahren immer häufiger damit beschäftigt, »Konflikten vorzubeugen, Unruhe abzuwenden, Dissens zu entschärfen und die an den Verhältnissen verzweifelnden Menschen ins System zurück zu betrügen« (ebd., S. 235). Ähnlich wie Maio, Rosa und Hardt legt er dringend nahe, die gesellschaftlichen Hintergründe von grassierenden psychologischen Symptomen zu untersuchen und anzugehen. Auch für ihn sind Beschleunigung, Leistungsüberforderung, Entfremdung und Ökonomisierung sämtlicher Lebensbereiche ursächlich für den Befund. Denkt man dies weiter, dann eskaliert durch die zunehmende Digitalisierung des Gesundheitswesens die bereits bestehende Not weiter.

Der auch durch die Neurowissenschaften vorangetriebenen Selbstverdinglichung des Subjekts, im Verein mit den erwähnten ökonomisch durchdrungenen Digitalisierungsoffensiven im Gesundheitswesen, ist ein leiblich verankerter Humanismus entgegenzuhalten (vgl. Fuchs, 2020). Der angesehene Psychiater und Philosoph Fuchs demonstriert, dass es zwar eine Opposition gibt, diese aber angesichts der fortschreitenden Beschleunigung der Wandlungsprozesse und zielgerichteter einseitiger Kommunikation der Akteure zu wenig Aufmerksamkeit erfährt. Ihm geht es um die »Verteidigung des Menschen« (Fuchs, 2020).

Keller (2016) schließlich zieht eine traurige Bilanz der bisherigen Entwicklung: »Der medizinisch-industrielle Komplex gewinnt immer mehr Einfluss auf die Gestaltung der Gesundheitsversorgung in Abstimmung mit den Zielen des Bundesgesundheitsministeriums. Eine zunehmende Zentralisierung der Klinikbetreiber sichert über Rationalisierungsmaßnahmen die Absatzmärkte des Gesundheitsmarktes. In diesem Sinne wird das Arbeitsfeld der Psychotherapeuten zu einer Art Reparaturbetrieb« (ebd., S. 218). De Ridder (2015) schließt sich an, indem er meint: »Wenn die Beziehung zwischen den Angehörigen der medizinischen Professionen einerseits und den Patienten andererseits nun zu einer primären wirtschaftlich-kommerziellen Angelegenheit wird, in der der Patient als Käufer und der Arzt als Verkäufer agiert, wird dies für die Beteiligten deletäre [schädliche, tödliche; V.M.] Folgen haben« (ebd., S. 69).

Immer sind psychische Krankheiten auch Ausdruck der ungelösten Konflikte der Gesellschaft gewesen, beginnend etwa bei Freuds Hysterikerinnen, die in einer sexualfeindlichen Umgebung ihre typischen Symptome zur Darstellung brachten. Ähnlich drücken ADHS, Burn-out, Essstörungen und andere aktuelle Syndrome die allgegenwärtige Überreizung und Beschleunigung der Gesellschaft aus. Dazu der Philosoph Christoph Türcke (2012): »Und wenn die Umwelt den Charakter einer qualitativ neuen Reizkultur annimmt und das Gehirn in einem nie gekannten Maße zur ständigen Neueinstellung seiner synaptischen Verschaltungen stimuliert, so kommt es womöglich vor lauter Umbaumaßnahmen nicht mehr so zum Aufbau und zur Festigung bestimmter seiner Nervennetze, wie ihm das seine genetische Ausstattung und deren Ausgestaltungsmöglichkeiten eigentlich erlauben« (ebd., S. 43), oder der Psychiater Manfred Spitzer (2018): »Für die Nutzung von Medien durch Kinder ergibt sich damit der gleiche Teufelskreis wie bei den Eltern: Mehr Schwierigkeiten im sozialen Bereich bewirken mehr Medienkonsum und dieser wiederum führt zu mehr Schwierigkeiten im sozialen Bereich!« (ebd., S. 96). Schauen wir also auf die gesellschaftlichen Praktiken.

Psychotherapeut*innen unter Druck

Vieles von dem, was gegenwärtig in den Gremien der ärztlichen und auch in der psychotherapeutischen Selbstverwaltung und Berufspolitik an Themen kursiert, macht der Berufsgruppe Angst. Da ist zum einen der starke Druck in Richtung einer standardisierten, qualitätsgesicherten, digitalisierten und an ein zentrales Terminvergabesystem angeschlossenen Praxis. Nicht nur die digitale Vernetzung, auch die interne und externe Kontrolle sollen ausgebaut werden, schließlich auch die Erreichbarkeit und die Zuweisung von Patienten zu den Behandlern durch zentrale Terminvermittlungsstellen. Obschon es diesbezüglich einigen Nachholbedarf gerade bei den früher chronisch schlecht erreichbaren, da oft ausgelasteten Psychoanalytikern gab, steht nichts weniger als die freie Arztwahl auf dem Spiel. Auf Seiten der Therapeut*innen geht es um die je individuelle Einschätzung, ob eine therapeutische Zusammenarbeit sinnvoll und, wie man heute gern sagt, zielführend sein kann oder ob persönliche Antipathie oder Ungeeignetheit für eine spezielle Methode die erhoffte Besserung unwahrscheinlich werden lassen. Diese Einschätzung ist nach wie vor immer in die Hände des genau dafür ausgebildeten

Psychotherapeuten zu legen. Es geht um die Hoheit, eine eigene Diagnose und einen eigenen Behandlungsplan erstellen zu können und zu dürfen. Dies wird gerade durch manche der überorganisierten und technikgestützten Entwicklungen in Frage gestellt.

Den politischen Amtsträgern und den Kassen ist aus naheliegenden strukturellen Gründen die regelhafte psychotherapeutische Einzelpraxis ein Dorn im Auge. Es kommt einem wie eine Zermürbungstaktik vor. Finanziell und organisatorisch unabhängige Psychotherapeut*innen passen nicht in die Vorstellung der allein segensreichen ultimativen Vernetztheit. Viele neue Formen der Zusammenarbeit werden geschaffen oder gefördert. Ausgegebenes Ziel ist, die Patientenversorgung zu verbessern. So weit die Absicht. Es werden damit aber auch Abhängigkeitsstrukturen innerhalb der Psychotherapeutenschaft geschaffen, die die Solidarisierung gegenüber Angriffen auf das Selbstverständnis der freien Berufe erschweren. Ein prominentes Beispiel dafür sind die immer zahlreicher werdenden Medizinischen Versorgungszentren (MVZs) und die unterstützte Praxis der gegenseitigen Anstellung von Psychotherapeut*innen, die dadurch voneinander monetär abhängig werden, also in eine hierarchische Beziehung geraten.

Immer mehr junge Psychotherapeut*innen scheuen eine langjährige und teure Ausbildung in analytischer Psychotherapie, und entscheiden sich für das Erlernen der tiefenpsychologisch fundierten Behandlung oder auch von Verhaltenstherapie oder systemischer Therapie. Um einen Zugang zum gerade in den Ballungsgebieten gesperrten Versorgungssystem der Kassenärztlichen Vereinigung zu erlangen, sind viele gezwungen, zunächst als Sicherstellungsassistent*innen oder im Jobsharing zu arbeiten, um bei einer späteren Praxisabgabe privilegiert zu sein. Der dabei mögliche kollegiale Austausch und Erfahrungsgewinn ist sicherlich bereichernd. Dennoch wurden Psychotherapeut*innen gerade in den vergangenen 20 Jahren nach der Etablierung des ersten Psychotherapeutengesetzes oft dazu gezwungen, in finanziell und auch bezüglich der Niederlassungsmöglichkeiten sehr ungewissen Verhältnissen ihre Ausbildung zu absolvieren. Sie haben dabei gelernt, bescheiden zu sein und von nur sehr wenig Vergütung zu leben, wie etwa im praktischen Teil der Ausbildung an Kliniken. Auch von den Behandlungshonoraren haben sie nicht an allen Instituten gleichermaßen einen fairen Anteil am Verdienst einstreichen können. Alles in allem war die psychotherapeutische Ausbildung bislang kostspielig und langwierig, vor allem in den analytischen Verfahren. Man brauchte schon eine gehörige Portion Idealismus und Durchhaltevermögen. Diesen Erschwernissen, denen durch die allerneuste Ausbildungsreform nun abgeholfen werden sollte, gesellen sich neue Unwägbarkeiten hinzu. Die zahlreichen Möglichkeiten der Anstellung und Kooperation verdecken die

Tatsache, dass die psychotherapeutische Einzelpraxis mit vollem Versorgungsauftrag viel seltener als früher geworden ist. Hinzu kommt, dass Niedergelassene und Ambulanzen aller Voraussicht nach viel mehr als bisher Konkurrenten um Patient*innen werden. Unsicherheit, Druck und Angst greifen um sich.

Mit der bürokratischen Regulierung und Ökonomisierung sind Psychotherapeut*innen deutlicher als früher mit monetären und praktischen Erwägungen konfrontiert. Dies verändert auch deren Haltung als Psychotherapeut*innen. Während es früher vermehrt idealistische, sicher auch von Weltverbesserungsgedanken getragene Menschen waren, die Psychotherapeut*innen wurden, machen viele heute früher eine Work-Life-Balance für sich selber auf, die auf Selbstoptimierung ihres Einsatzes abzielt. Dies hat wiederum den Vorteil der Entidealisierung des Berufsbildes, aber auch den Nachteil, dass gesellschaftliche Aspekte der Arbeit viel weniger interessieren als persönliche. Letztlich sind hier aber die Wandlungen der Gesellschaft bereits in die Vorstellungen der Berufsausübung eingeflossen.

Unterschiedliche Zielvorstellungen

Mit den sich so verändernden Lebensentwürfen der Psychotherapeut*innen gehen auch veränderte Vorstellungen über die impliziten, individuellen Zielsetzungen von Psychotherapien einher. Die Ergebnisoffenheit einer klassischen Selbstzahler-Psychoanalyse etwa ist im Kassensystem nicht zu realisieren. Durch die Einbindung in dieses steht die Wiederherstellung der Arbeits- und Beziehungsfähigkeit des Kranken im Fokus. Dabei kann es auch sein, dass eine Psychotherapie ergibt, dass jemand den Wunsch entdeckt, sein Leben ganz grundsätzlich zu verändern. Bis hin zum Ausstieg aus der vertrauten, arbeitsteiligen, leistungsfixierten Umwelt: Durchaus einige meiner Patient*innen konnten mit den allgemein verbreiteten Zielen der Akkumulation von Geld, mit Konsum, mit Eigentum auch nach langer Therapie nur wenig anfangen. Sie entschieden sich zum Teil in stimmiger Weise dazu, anders zu leben, etwa in einer Kommune eines »Ökodorfes«, in einer Wagenburg, in der überschaubaren Welt auf einer Nordseeinsel, mehr in der Natur. Solche Lebenswege wohlwollend begleiten zu können, gehört auch zur Aufgabe eines Psychotherapeuten. Wenn man nach ausführlicher Prüfung mit dem Patienten zum Schluss kommt, dass dieser seinen Weg wohl überlegt vollzieht und dieser in Einklang mit seiner bisherigen Lebensgeschichte, mit seinen Neigungen und Persönlichkeitsmerkmalen steht, dann stellt ein solcher Schritt durchaus auch eine starke Aussage dar. Hier wird in Widerlegung von Adorno (1969) versucht, ein richtiges Leben im falschen zu führen. Mit allen Ängsten, Zweifeln und Unsicherheiten, die solche Entscheidungen begleiten.

In diesem Sinn hat sich auch die britische Analytikerin Sally Weintrobe vor Kurzem dazu geäußert, wie wichtig es sei, die Ängste der Menschen vor dem Klimawandel nicht nur als Ausdruck vorhandener innerer Ängste zu interpretieren, sondern als Versuch, Ausdrucksformen für berechtigten Aktivismus zu finden. Weintrobe: »I started to notice that the very things that I was seeing in patients on the couch were occurring at a much greater macro level in society – the issues of disavowal, of exceptionalism, of abandoning reality if it means that you have to give something up. That is why I got so interested in the subject as an analyst because I thought: *We have something to say about what is happening in the world*« [Hervorhebung: V.M.]. Diese Ansicht kann leicht zu unserer Thematik der sich durch Ökonomisierung und Digitalisierung verändernden Welt in Beziehung gesetzt werden.

Anders als der gesunde Menschenverstand der Mehrheit es wahr haben will, gibt es keine normierte Normalheit. Jeder Mensch muss sein Glück auf seine Weise und auf seinem eigenen Weg finden. Insofern kommt Psychotherapien und den daraus zuweilen resultierenden Lebensentscheidungen auch eine gesellschaftskritische Potenz zu. Der Erfolg besteht dann darin, zu sich und seiner zuweilen von den meisten anderen Menschen abweichenden Lebensform zu stehen. Lesmeister (2009) kommentiert den sich auf C.G. Jung beziehenden Begriff der Individuation denn auch mit den Worten: »Es hat schon seine Bewandtnis damit, dass der Grad an Ich-Unbestimmtheit zunimmt, je besser man sein Selbst kennenlernt« (ebd., S. 56). Individuation als Selbstwerdungsprozess und Identität werden von Lesmeister als antagonistische Kräfte wahrgenommen, die sich gegenseitig immer wieder aufs Neue austarieren. Therapie ist ein offener Prozess, wenn dem Menschen als Gegenüber wirklich Raum gegeben werden kann. Dies unterstreicht aber einmal mehr, dass Psychotherapie eine äußerst individuelle Angelegenheit ist, deren Verlauf und Ergebnis nur in äußerst allgemeiner Weise vorhersehbar sein kann, da man vorab keine Kenntnis über Lebensweg, Ausbildung, Persönlichkeit von Therapeut*in und Patient*in und vor allem von der Wirkung des Zusammentreffens beider Beteiligter zur Verfügung hat. Das Prinzip der so verstandenen individualisierten Praxis beschreibt Lesmeister mit dem aristotelischen Begriff der *Phronesis*, die ein »Amalgam aus geschulter Wahrnehmung, Empathie, Imagination, Intuition, geistiger Kreativität, Wissen, Erfahrung und wahrscheinlich noch einigem mehr« ist (ebd., S. 282).

Teilhabe am System

Sicher: Die angeordnete bessere Erreichbarkeit der Psychotherapeut*innen und auch Ärzt*innen erinnert alle an ihren Versorgungsauftrag, sofern sie als niedergelassene Kassenpsychotherapeut*innen Teil des deutschen Gesundheitssystems sind. Daraus ergibt sich einiges an Verantwortung. Das tritt manchmal hinter der täglichen Arbeit mit den Patienten zurück. Denn die Teilhabe am System der Gesetzlichen (GKV) und Privaten Krankenversicherungen (PKV) ist nicht selbstverständlich, sondern in jahrzehntelangen Kämpfen der Berufspolitiker auf allen Ebenen hart errungen worden. Die jetzt stattfindenden und angestrebten Veränderungsaufforderungen an unsere Berufsgruppe konfrontieren uns hingegen auch mit den Nachteilen dieser an sich erfreulichen Entwicklung, die sich sehr positiv auf die Versorgung der Bevölkerung mit psychotherapeutischen Dienstleistungen ausgewirkt hat. Psychotherapeut*innen stehen in einer fundamentalen Abhängigkeit von den Entscheidungen der Politik. Und diese steht, wie wir alle wissen, wiederum unter dem eher zunehmenden Einfluss von mächtigen Interessen von Pharmafirmen, Start-Ups und Firmen aus dem digitalen Bereich und der Krankenkassen (vgl. Brinkmann & Koerber, 2019). Die Broschüre des Bundesgesundheitsministeriums mit dem Titel *Digitale Gesundheit 2025* enthält interessanterweise keinerlei substanzielle Informationen über Sinn und Nutzen der digitalen Anwendungen, über Datenschutz, über das, was sich dadurch in der Arzt-Patient-Beziehung ändert, außer, dass alles besser und schneller werden soll. »Digitale *Öko*systeme für die Gesundheitsversorgung« sollen geschaffen werden. Zusatz: Eine kontinuierliche auch ethische Reflexion sei notwendig. Doch wird sie stattfinden? Und sollte diese nicht besser stattfinden, bevor, wie gerade im Vollzug, digitale Apps am Patienten ausprobiert werden? Vieles imponiert wie ein »Greenwashing« von digitalen Alternativen. So muss selbst das Digitale noch ökologisch beworben werden.

Psychoanalyse und Quantifizierbarkeit

Während sich in der Theorie eine Annäherung von verhaltenstherapeutischen und tiefenpsychologischen Konzepten ereignet, stellt sich dies in der Behandlungspraxis sicher noch anders dar. Allein durch die wenige zur Verfügung stehende Zeit ist man als Verhaltenstherapeut*in wesentlich mehr unter Druck, einen Erfolg der Behandlung zu erzielen. Beide Menschenbilder, die der Psychodynamiker*innen und die der Verhaltenstheoretiker oder Behavioristen, lagen einmal denkbar weit auseinander. Dies ist zwar heute nicht mehr so stark der Fall, denn im Lauf der Zeit entwickelte auch die Verhaltenstherapie Konzepte, die zumindest implizit auf die Annahmen der psychodynamischen Richtung Bezug nehmen. Letztlich werden die Theorien und Behandlungsansätze der Analyse aber oft sehr punktuell und auch in veränderter Form benutzt. Den psychodynamisch orientierten Kolleg*innen fiel es lange schwer, auf diese Entwicklungen angemessen, auch wohlwollend, zu reagieren.

Aufgrund der großen Nähe von Forschung und Lehre in der Verhaltenstherapie gibt es auch eine größere Nähe zur meist quantitativ-positivistisch forschenden akademischen Psychologie. In diesen Zusammenhängen spielen selbstredend computergestützte Auswertungsverfahren eine große Rolle.

Man ist mittlerweile soweit, dass verhaltenstheoretische Forscher sich optimistisch darüber äußern, dass es gelingen könnte, menschliche Empathie etwa anhand der Decodierung von Mimik zu simulieren, um »Burn-outs« zu vermeiden. Wikipedia verweist auf entsprechende Forschung: »According to scientists, [...] the technology could also have a significant advantage over humans in professions which are traditionally involved in *emotional role-playing* [Hervorh. V.M.] such as the health care sector« (Baumgaertner & Weiss, 2014). Eindrucksvoller kann man die Verwobenheit des behavioristischen und digitalistischen Ansatzes nicht beschreiben.

Mittlerweile ist die Psychoanalyse an den Lehrstühlen für Psychologie so gut wie nicht mehr vorhanden; dennoch gibt es noch eine Vielzahl von psychoanalytisch-tiefenpsychologischen Ausbildungsinstituten, die nach wie vor gut nachgefragt werden. Dies wird sich freilich nach der jetzt etablierten Reform der Psychotherapeutenausbildung ändern. Diese findet dann von Beginn an an den Hochschulen statt. Damit gewinnt der Einfluss der Verhaltenstherapeut*innen noch an Gewicht.

Jenseits dieses klassischen und mittlerweile in gewisser Hinsicht historischen Konflikts stellen das heute in den Bereich der Psychotherapie eindringende postmoderne Menschenbild der »Ich-AG«, des flexiblen Individuums und die erwähnten oft gezogenen Analogien zu technischen Prozessen ganz neue Herausforderungen dar. Vor allem die Bedeutung des intensiven menschlichen Kontakts und der Bezogenheit in einer psychotherapeutischen Behandlung wird beständig unterhöhlt und ist Angriffen ausgesetzt. Dies zeigt sich beispielsweise daran, dass zwar lobenswerte Anstrengungen unternommen werden, Patient*innen eine Behandlung zukommen zu lassen, diese dann aber lediglich Sprechstunden und Akutbehandlungen angeboten bekommen können, da die Anzahl der Therapieplätze auch durch diese kurzfristig wirksamen Maßnahmen eher noch geringer wird. Es wird also Augenwischerei betrieben, um politische Erfolge verbuchen zu können.

Eine am Wohl der Menschen orientierte Vorgehensweise anerkennt, dass seelische Gesundung sehr stark von Verlässlichkeit, Bezogenheit und Integrität der Therapeut*innen abhängt. Dazu müssen die richtigen Rahmenbedingungen geschaffen werden, damit nicht das implizit verhindert wird, was bewusst angestrebt wird: die Gesundung der Patient*innen.

Die Bedeutung der persönlichen Präsenz wird stark unterschätzt. Die Annahme einer unbewussten Ebene der Kommunikation und Begegnung und auch der Grundgedanke der Psychoanalyse, dass man als Patient oder Patientin zunächst immer nur rudimentär über die eigenen unbewussten Motive und Hintergründe einer Dynamik, eines Symptoms der eines Konflikts bewusst Auskunft geben kann, widersprechen der Logik der Evidenz der Zahlen und der damit verbundenen Annahme, der Mensch sei immer allein durch seine Vernunft gesteuert. Das psychoanalytische Menschenbild steht im diametralen Widerspruch zu den Erlösungsmantren der Gurus der digitalen Großkonzerne, die allein an die Macht quantifizierbarer, sichtbarer, erhebbarer Daten glauben, worin sie den frühen Modellen der Verhaltenstheorie ähneln.

Dies trifft sogar auf die Annahme zu, dass man mit Hilfe von Big Data auf bislang unsichtbare Zusammenhänge zwischen menschlichem Verhalten und dessen Bedingungsfaktoren stoßen könne. Zwar beeindruckt diese Vision auf den ersten Blick, denn niemals zuvor wurden derart riesige Datenmengen miteinander in Beziehung gesetzt und verrechnet. Nassehi (2019) blickt denn auch eher optimistisch auf die wachsenden Möglichkeiten der Selbstkontrolle der Gesellschaften. Für ihn spricht viel für das »Sichtbarwerden der Unsichtbarkeit der gesellschaftlichen Antezedenzbedingungen des individuellen Lebens« (ebd., S. 44). Nassehi verkennt, dass diesen Bedingungen wiederum Voraussetzungen zugrundeliegen, etwa, wenn man die Perspektive eines kollektiven Unbewussten und dessen Widerspiegelung im Einzelnen einnimmt. Hinzu kommt: Es ist überhaupt nicht trivial, bislang »unsichtbare« Vorgänge plötzlich sichtbar werden zu lassen, wenn man davon ausgeht, dass deren Unsichtbarkeit eine der Voraussetzungen für die Stabilität gesellschaftlicher Verhältnisse darstellt – zu besichtigen in der »Sichtbarmachung« früher verborgener rechter Ideologien und Verschwörungstheorien durch Internetaktivisten.

Somit können aus der Perspektive einer Logik des Unbewussten, das auch soziale und kollektive Vorgänge umfasst, letztlich wiederum nur solche Zusammenhänge gefunden werden, die ein Stück weit sichtbar, konzeptualisierbar sind. Anders gesagt: Big Data kann auch ein Versuch sein, sich dem (kollektiven) Unbewussten anzunähern, es zu ergründen. Dieses aber wird aber nicht in strengen Ursache-Wirkungs-Zusammenhängen widerzuspiegeln sein. Als Tiefenpsycholog*innen wissen wir zudem: Nähern wir uns als Psychologen dem Unsichtbaren, hat es sich bislang noch immer verflüchtigt. Hinzu kommt der zu erwartende Bias im Auge der Forschenden: Über die Auswahl der Forschungsdesigns, der Fragestellungen und Hypothesen werden alternative Zusammenhänge nicht so schnell sichtbar wie erhofft.

Um es zu wiederholen: Auch das Spargument zieht nicht: Das Segment des Gesundheitssektors wächst kontinuierlich. So ist der Etat des BMG von 2008 bis 2016 um das Fünffache gestiegen, auf zuletzt (2016) über 14 Milliarden Euro. Die Ausgaben der gesetzlichen Krankenkassen wuchsen ebenso, etwa um 50 Prozent im selben Zeitraum, auf ca. 244 Milliarden Euro im Jahr 2019. Das Gesundheitssystem wächst und wächst, kein Wunder, wenn immer neue »Partner« auf der Bildfläche erscheinen, so jüngst die digitalen Start-Ups.

Gerade sind die ersten DiGAs, »Digitale Gesundheitsanwendungen« (s. Kap. »Apps und Co.«) ohne gründliche Erprobung auf den Markt gekommen. Die große Begeisterung über die Möglichkeiten, die uns die Technik verschafft, verschärft die Situation letztlich. Indem der menschliche Kontakt reduziert wird – ich spreche selbstredend vom leibhaftigen Kontakt, aber dies muss man mittlerweile betonen –, wird sich die wahre Not der Menschen vergrößern, denn viele psychischen Probleme entstehen aus äußerer und innerer Einsamkeit und mangelndem Austausch (vgl. Maio, 2020). Bei aller Begeisterung also über das, was Big Data an Erleichterungen bringen könnte, sollten wir darauf achten, dass wir uns nicht von der Logik der Maschinen anstecken lassen – wie dies vielerorts schon geschieht, zum Beispiel auch in der Logik der Partnerbörsen, die allein über errechnete Matches Glück versprechen, oder bis hinein in unsere Sprache, wenn wir von »unserer Festplatte«, »leeren Batterien« oder der Notwendigkeit eines »Resets« sprechen. Interessanterweise benutzen wir vor allem bei der Beschreibung unserer Erschöpfungszuständen digitale Metaphern. Vielleicht eine unbewusste Einsicht darin, was daran Schuld ist?

Bollas (2018) stellt fest, dass auch viele Analysanden heute vom Analytiker unmittelbar verwertbare Ergebnisse erwarten. Sich dem Unbewussten, der Reflexion zu überlassen mache offenbar immer mehr Angst. Die sich einschleichende Gewöhnung an das neue »horizontale Denken« (vgl. Bollas, 2018), das alle Unterschiedlichkeit verneint und alles gleich wichtig nimmt, vor allem alles, was in der Außenwelt existiert, lässt das vertikale Denken, das nach der Tiefe und dem Unbewussten fragt, erodieren.

Beziehungsmedizin

Als Psychotherapeut*in arbeitet man genau an der Schnittstelle der sich rasant verändernden Gesellschaft und der darin möglichen Lebenswege, Selbstbeschreibungen und Problemdefinitionen. Die Tatsache, dass sowohl die politischen Entscheidungsträger wie auch die Einzelnen in der Gesellschaft immer mehr unter Druck zu geraten scheinen, schafft einerseits eine Vielzahl von Konflikten, aber bietet auch eine Chance für kreative Veränderungen. Potenziell werden Patient*innen, die lange und oft zu lange auf eine angemessene Behandlung warteten, inzwischen schneller und angemessener psychotherapeutisch versorgt. In diesem Bemühen waren auch die Kassenärztlichen Vereinigung hilfreich.

Um Neujustierungen vornehmen zu können, müssen eine Vielzahl von Faktoren beachtet werden. Nun lässt sich Psychotherapie, wie oben bereits erwähnt, nicht in derselben Weise »verabreichen« wie eine Medizin. Sie ist immer eine »Beziehungsmedizin«, der Arzt-Patient-Beziehung kommt eine überragende Bedeutung zu, ist sie doch das einzige Werkzeug und der Wirkstoff der Behandlung (vgl. Maio, 2020; Orange et al., 2001). Die Anwendung einer rein technisch und objektivierbar gedachten Korrektur der Hemmschwellen in der Versorgung reicht also nicht aus. Was ebenso verloren zu gehen droht, ist mit Sennett (2009) die »handwerkliche Einstellung«. Es geht darum, eine Tätigkeit um ihrer selbst willen gut machen zu wollen, ein Bewusstsein für die Ausübung eines Handwerks zu entwickeln, eine Beschreibung, die sich auch auf die Psychotherapie anwenden lässt. Wenn es um die Frage geht, wie die Versorgung der Patienten verbessert werden kann, sind solche Gedanken essenziell. Mehr vom Falschen macht die Sache nicht besser!

Während es in anderen Bereichen der ärztlichen Versorgung ebenfalls auf eine gute vertrauensvolle Beziehung zwischen Arzt und Patient ankommt, steht dort letztlich aber vor allem die Anwendung medizinischer Maßnahmen im Vordergrund. Man kann aktiv etwas tun. Anders in der Psychotherapie: Hier ist es die Beziehung Arzt/Therapeut – Patient selbst, die im Fokus steht (z.B. Balint, 1984). Und das Lassen-Können. Was eine andere Haltung impliziert: Während der Arzt eher Macher und Helfer beim Bewältigen sein kann, profitiert der Patient einer analytischen Psychotherapie davon, dass ihn der Therapeut annimmt, ihn lassen kann, ihm seine eigenen Gefühle und seine Entscheidungen selbstverantwortlich »haben« lässt. Dadurch fällt es auch dem Patienten nach und nach via Identifikation leichter, sich mit unveränderlichen Dingen im Leben und vor allem mit der eigenen Person abzufinden, damit klarzukommen, wie man zu dem Menschen geworden ist, der man ist, um so gelassener auf zukünftige Herausforderungen reagieren zu können. Damit geht es mit Maio (2020) um die Entwicklung von Vertrauen, das »eine konstruktive Antwort auf die Unvermeidbarkeit von Unwissen und Undurchsichtigkeit dar[stellt], eine Antwort auf das Leben, das keine letztgültigen Garantien geben kann« (ebd., S. 145). Freuds Schüler C.G. Jung (2005) nannte dies das »Numinose«: »Es ist wichtig, dass wir ein Geheimnis haben und die Ahnung von etwas nicht Wißbarem« (ebd., S. 358).

Noch einmal: Psychotherapie ist eine hochindividuelle Angelegenheit, die zwar innerhalb eines streng gefassten theoretischen und ethischen Rahmens stattfindet, aber dennoch nur schwerlich zu standardisieren ist. Jenseits einer wünschenswerten schnell beginnenden und vielleicht auch kostengünstigen, nicht allzu lange andauernden Behandlung gibt es die Realität der psychischen Situation eines Patienten, der vielleicht lange Zeit braucht, bis er sich überhaupt einer fremden Person anvertraut. Maio (2020) spricht auch für die Medizin allgemein davon, dass die »Technik […] unverzichtbar [ist] – aber sie bedarf der *Beziehung*, um wirklich zu greifen« (ebd., S. 222). Orientiert man sich allein an Effizienzbestrebungen, untergräbt man einige Prinzipien der Wirkungsweise von erfolgreicher Psychotherapie, da man die Seele außer Acht lässt.

Therapie von Liebeskummer?

In den Angriffen auf die tiefenpsychologischen oder analytischen Psychotherapien wird häufig auch ganz raffiniert vorgegangen. Indem man zunächst ein falsches oder falsch verstandenes Verständnis von Psychoanalyse propagiert, das in keinster Weise dem heutigen Stand dieser Wissenschaft und der Anwendung analytisch-psychotherapeutischen Wissens entspricht, wird ein »Pappkamerad« aufgebaut, der häufig auch die überlieferten Vorurteile vieler Menschen gegenüber dem Verfahren aufnimmt und neu formuliert. Manch ein Patient kann vielleicht über schlechte Erfahrungen mit einem Therapeuten dieser Fachrichtung berichten. Sodann wird die Fehleranfälligkeit, Hinfälligkeit und Unwissenschaftlichkeit der Methode behauptet – und geflissentlich alles an Forschung ignoriert, was in den vergangenen gut 20 Jahren im psychoanalytischen Bereich stattgefunden hat (im deutschsprachigen Bereich z.B. Leuzinger-Bohleber, 2018; Taubner & Benecke, 2016). Seltener sind die Berichte der zufriedenen Patienten, einfach auch, weil niemand danach fragt. Zufriedene Patient*innen verspüren selten den Drang, andere mit ihren doch sehr privaten Erfahrungen einer Psychotherapie zu »missionieren«. Sie leben einfach anders und genießen dies. Hinzu kommt, dass die Prozesse in einer Langzeittherapie Außenstehenden oft schwer zu beschreiben sind. Man muss Psychotherapie erleben.

Häufiger wird die Abschaffung analytischer Verfahren zugunsten einer Einheitspsychotherapie gefordert, mal offen, mal mit verdeckten Karten wie teilweise im aktuellen Gesetz zur Reform der psychotherapeutischen Weiterbildung. Damit werden die Vorzüge und Vorteile dieser Methode ignoriert und auch das, was sich in den letzten 30 Jahren an Reformen in Theorie und Praxis ereignet hat. Dementsprechend wird in den Diskussionen schwer auf dem aufzubauen sein, was Stand der Dinge ist.

Es gibt inzwischen viele Hinweise auf die Wirksamkeit der tiefenpsychologisch-analytischen Psychotherapie auch im Vergleich mit Verhaltenstherapie im Hinblick auf die Reduktion von Fehlzeiten am Arbeitsplatz. Patient*innen analytischer Psychotherapie weisen interessanterweise insgesamt weniger AU-Tage auf, auch bereits vor Beginn ihrer Behandlung. Spekuliert wurde über Unterschiede im sozioökonomischen Status und in anderen Variablen als Ursache (z. B. Epping, de Zwaan & Geyer, 2018). Für die Analytische Psychologie hat Roesler (2012) eine Zusammenfassung der aktuellen Forschung geliefert. Demnach gibt es stichhaltige

Nachweise der hohen Effektivität von analytischen Psychotherapien im Hinblick auf Parameter der Lebenszufriedenheit und verbesserten Selbststeuerung. Ein Problem dürften die unterschiedlichen Kategorien sein, da verhaltenstheoretische Forscher eher an manifestem Verhalten interessiert sind und Psychodynamiker eher an veränderten inneren Perspektiven, an einem Zugewinn an innerer Reife, der auch darin bestehen kann, sich mit unveränderbarem, unvermeidlichem Unglück besser abfinden zu lernen.

Die eingeschränkte Patientenauswahl von Therapeut*innen psychodynamischer Verfahren ist eine Legende: Es ist eine Tatsache, dass man als ambulanter Psychotherapeut inzwischen beispielsweise psychotische Erkrankungen behandelt darf und soll. Weniger bekannt ist, dass sich auch in den analytischen Verfahren seit Jahrzehnten Kollegen auf die Behandlung dieser schweren psychischen Störung spezialisiert haben (z.B. Benedetti et al., 2005). In den öffentlichen Diskussionen, aber auch in den berufspolitischen Auseinandersetzungen, werden diese Tatsachen oft einfach ignoriert.

Dennoch wird häufiger provokant behauptet, so zum Beispiel von dem medial sehr präsenten Psychiater Manfred Lütz (2019), dass Psychotherapeut*innen vor allem leichte Erkrankungen behandelten und sich vor dem Einsatz für wirklich schwer beeinträchtigte Patienten scheuten. Die Bundespsychotherapeutenkammer wird von ihm zum »Lobbyverband« abqualifiziert. Lütz kommt dabei zu interessanten, aber widersprüchlichen Aussagen, in denen nicht wenig Geringschätzung für die Arbeit der ambulanten psychologischen Psychotherapeutenschaft mitklingt: »Solche ›PatientInnen‹ sitzen mittlerweile überall unter dem Label ›mittelgradige depressive Episode‹ beim Psychotherapeuten – und für die wirklich Kranken gibt es keine Therapieplätze mehr« (Lütz, 2019). Die Rede ist auch von einer »Therapie für Liebeskummer«. Die für die Betroffenen von schweren seelischen Störungen wie Psychosen (vor allem mit diesen war der ehemalige Klinikchef Lütz befasst) sicher nicht einfache Situation, was die Versorgung mit Psychotherapie betrifft, wird zum Anlass genommen, pauschal auszuteilen. Eine differenziertere Betrachtung wäre angemessener.

Erstens beinhaltet eine mittelgradige depressive Episode bereits deutliche, die Person, ihre Arbeitsfähigkeit und ihre sozialen Beziehungen beeinträchtigende Symptome wie Antriebsschwäche, Stimmungstiefs, Grübelzwang, Schlafstörungen und häufig andere psychosomatische Beschwerden. Psychologische Psychotherapeut*innen und auch ihre ärztlichen Kolleg*innen machen ausgezeichnete Arbeit, und die weitaus meisten behandeln selbstredend wirkliche Kranke. Das System fördere die Behandlung von Gesunden, moniert Psychiater Lütz weiter. Man hört in diesem Zusammenhang, dass sich entsprechende liebesbekümmerte Menschen doch einfach einem Freund statt einem Therapeuten zuwenden sollten, um ihre Probleme zu besprechen. Dies muss wie Hohn klingen für jeden erfahrenen Psychotherapeuten. Denn dieser weiß sehr genau, dass es häufig genau das Problem dieser Menschen ist, überhaupt Freunde für sich zu gewinnen. Sie verhalten sich genau so, dass andere Menschen sich typischerweise von ihnen abwenden, da sie ihnen zu anstrengend sind. Auch Partnerschaften scheitern genau an diesem, oft tief verwurzelten Unvermögen, dem man häufig nur mit einer längeren Therapie begegnen kann.

Zweitens kommt hinzu: Ein Freund kann genau das nicht leisten, was ein Psychotherapeut mit seiner Haltung und seiner Erfahrung und seinem Wissen tut: Er schafft einen Raum zur Reflexion für den Patienten, gerade dadurch, dass er eine asymmetrische Beziehung anbietet, die keinen »privaten« Charakter hat und genau dadurch verändernd wirken kann. Aus der Spannung zwischen der Befriedigung der Bedürfnisse nach Angenommenwerden und der Frustration allzu menschlicher noch größerer Nähewünsche und der Integration auch aversiver Gefühle entsteht ein verändertes Bewusstsein und damit ein neues Selbstgefühl für den Patienten.

Geht man weiter ins Detail der in Frage stehenden Weigerung der Psychotherapeut*innen, sich um wirklich Bedürftige zu kümmern, und sich so in ihrer Bequemlichkeit einzurichten, so muss man fragen, ob der Kritikführer (vgl. Lütz, 2019) über die zerstörerischen Aspekte von Depression und Suizidalität im Rahmen von fehlgeleiteten Trauerreaktionen auf Partnerverlust (Liebeskummer) ausreichend im Bilde ist. Der Respekt vor psychischen Phänomenen zeigt sich auch darin, sie jemand nicht ausreden zu wollen, sie nicht als Einbildung oder Dramatisierung verstehen zu wollen (bis auf seltenere Fälle von Hysterie, heute als »histrionische Persönlichkeitsstörung« benannt). Liebeskummer ist die euphemistische, ja verniedlichende Formulierung einer menschlichen Regung, die einerseits vorübergehend und ein normales Phänomen sein kann, andererseits aber mit das Leben massiv einschränkenden Depressionen in Zusammenhang stehen kann.

Man kann es auch so ausdrücken: Alle Patient*innen, die ich kenne, sind in der einen oder anderen Form an einer Liebe gescheitert – der Liebe zu den Eltern, zu einem Partner, zu einer Arbeitsstelle. Im Unterschied zu gesunden und stabilen Mitmenschen sind sie jedoch nicht mit den seelischen Werkzeugen ausgestattet, um mit diesen Lebensereignissen und Schicksalsschlägen fertig zu werden. Und damit leiden sie nicht nur unter Liebeskummer, sondern im Grunde darunter, dass sie es aus inneren Gründen nicht bei diesem belassen können, nicht loslassen und trauern können, um sich neuen Anfängen zuwenden zu können. Es werden in dem »Bonmot« von Herrn Lütz zum Liebeskummer also nicht nur die Psychotherapeut*innen, sondern auch die Kranken selbst undifferenziert beschrieben. Die einen sind zu doof, um sich einen Freund zu suchen, um diesen um Unterstützung zu bitten, die anderen sind so opportunistisch, auch so jemandem professionelle Unterstützung zukommen lassen zu wollen.

Diagnostik als Prozessgeschehen

Wer so niedergeschlagen ist, dass er einen Psychotherapeuten aufsucht, und dies ist allen Veränderungen zum Trotz immer noch häufig scham- und angstbesetzt, dem geht es in aller Regel wirklich schlecht. Und dieser Jemand hat zuvor oft jahrelang versucht, sein Leid jemandem zu verdeutlichen; manchmal sind Beziehungen gerade an diesem zermürbenden Versuch zerbrochen, bis man sich schließlich überwindet und den Psychotherapeuten aufsucht.

Ich sage manchmal Patient*innen, die mich fragen, wann genau mit einer Besserung und Veränderung zu rechnen ist, dass sie den ersten und wichtigsten Schritt bereits getan haben mit der Entscheidung für eine Psychotherapie. Für die allermeisten trifft dies zu, denn aus dem inneren Gefängnis der Scham und des Schweigens hinauszutreten, ist in der Tat für die meisten Patient*innen schwer. Ein Teil eines möglichen Therapieerfolges ist somit eigentlich bereits erreicht, wenn einem der Patient erwartungsvoll und doch noch leidend gegenüber sitzt.

Die ganze Argumentation von Lütz fällt also letztlich in sich zusammen, wenn man sie etwas näher hinterfragt. Umso ärgerlicher sind diese Vorurteile dennoch, zumal, wenn sie in den Medien verkürzt dargestellt werden.

Auch die Tatsache, dass psychische Probleme immer sehr subjektiv geprägt sind und bezüglich ihres Leidensdrucks individuell überaus verschieden erlebt werden können, erschwert die Tatsache einer objektiven Einordnung als »leichter« oder »schwerer« Fall. Psychische Probleme sind per se subjektiv, das ist eine Eigenart der menschlichen Seele. Beschwerden und deren subjektive Wahrnehmung und Mitteilung fallen quasi in Eins. Eine Distanzierung ist ebenfalls durch die krankheitsverursachte Schwächung der dafür zuständigen psychischen Instanz außerordentlich schwer, umgekehrt ist die mangelnde Selbstreflexion und Distanzierungsfähigkeit häufig ein Hauptsymptom. Zuweilen führen entsprechende Störungen zu schweren Einschränkungen der Mentalisierungsfähigkeit. So kann sich auch derjenige Fall, der uns als gemeiner Liebeskummer vorkommt, als ausgewachsenes Problem in der Fähigkeit zur Trennung zwischen Objekt und Subjekt, also Du und Ich entpuppen. Dies wäre als schwere Störung einzuordnen, die sicherlich nicht durch das Gespräch mit einem Freund zu korrigieren ist. Um zu klaren Unterscheidungen zu kommen, bedarf es immer einer genauen, fachgerechten und ausführlichen

Diagnostik. Wie gesehen, ist damit die Ad-hoc-Unterscheidungsmöglichkeit nicht ganz so leicht, wie die Äußerungen von Herrn Lütz nahelegen wollen.

Die Wandelbarkeit der Seele erlaubt es nicht, schnell und eindeutig zwischen schweren und weniger schweren Fällen, ja Bagatellfällen zu unterscheiden, die angeblich keine Psychotherapie benötigen. Dies steht natürlich im Konflikt zu den im Gesundheitssystem üblichen und auch notwendigen Indikationen. Letztlich aber ist jede psychische Diagnose immer eine Hypothese, die erst in der Behandlung verifiziert oder modifiziert werden muss. Viele Traumata und tieferen strukturellen Mängel treten in aller Regel nicht am Beginn einer Behandlung zutage. Dazu bedarf es zunächst einer vertrauensvollen Beziehung und gründlichen Diagnostik. Für die Diagnose braucht es also zuerst eine therapeutische Beziehung, im umgekehrten Fall wird man manches übersehen und man wird von der Zeit eines Besseren belehrt werden.

Der Einzelne und die Gesellschaft

Wer behauptet, Psychotherapeut*innen behandelten vor allem Liebeskummer, der diskreditiert eine ganze Berufsgruppe, die einen großen Dienst an der Gesellschaft tut. Doch der Vorgang macht vieles von dem deutlicher, was hier genauer angeschaut werden soll. Vielleicht steckt nämlich auch die Angst dahinter, dass man letztlich nie so genau wissen kann, welches Individuum wie aus einer Therapie herauskommt. Die Wiederherstellung der Arbeitsfähigkeit, die Erreichung von Beziehungsfähigkeit und natürlich Symptomfreiheit wären Aspekte, die medizinisch-psychologisch, vor allem auch gesellschaftlich und politisch gewollt sind. Doch letztlich können innere Veränderungs- und Wandlungsprozesse auch zu einer gegenüber der Gesellschaft und ihren Ordnungen und Zwängen kritischeren Haltung führen. Und genau die Frage danach, was wirklich hinter den Praxistüren geschieht, treibt viele um und führt dazu, dass man sich prophylaktisch in einer Angriffsstellung gegenüber Psychotherapeut*innen positioniert.

Psychisch Kranke drücken oft in besonderer Weise das aus, was auch an Krankmachendem in einer Gesellschaft existiert. Erdheim (1993) spricht davon, dass mit der »gesellschaftlichen Erhitzung und der Beschleunigung des Kulturwandels [...] die Voraussetzungen für diese Übersetzung von dem individuellen in den gesellschaftlichen Bereich [...] schwanden« (ebd., S. 88).

Psychisch labile Menschen streben manchmal als Erste den gesellschaftlichen Wandel an, da sie am meisten unter Macht- und Unterdrückungsstrukturen leiden. Die individuelle Pathologie, die dann das Ergebnis auch dieser kollektiven Einflüsse auf die Entwicklung darstellt, kann gut behandelt werden. Doch damit behandelt man immer auch den Teil der Persönlichkeit mit, der sich aktiv in Beziehung zur Gesellschaft setzt. Was nicht immer die von der Mehrheit der Gesellschaft gewünschten Resultate zeitigt. Genau an diesem Punkt liegt nämlich auch das gesellschaftskritische und antiautoritäre Potenzial der Tiefenpsychologien. Eine Gesellschaft kann, sofern sie an der Aufrechterhaltung des Status Quo interessiert ist, immer nur eine bestimmte Anzahl aufgeklärter Individuen vertragen, sonst kann leicht eine »kritische Masse« entstehen, wie das zum Beispiel an dem Phänomen der »Fridays for Future«-Demonstrationen und an anderen sozialen Bewegungen wie etwa »#MeToo« gezeigt werden kann.

Das kritische Potenzial der Psychoanalyse ist nach einem Höhepunkt der Auseinandersetzung mit gesellschaftlich-politischen Fragestellungen in den Sechzigerjahren und frühen Siebzigerjahren des 20. Jahrhunderts immer weniger hörbar (z.B. Richter, 1979; Fromm, 1976). Nur eine kleine Anzahl von Kolleg*innen beschäftigt sich noch mit diesen Fragen.

Mein bereits erwähnter Eindruck ist, dass das Ankommen in der gesellschaftlichen Mitte, die Akzeptanz und Integration von Psychotherapie ins kassenärztliche System der Bundesrepublik dazu geführt hat, dass Psychotherapeut*innen auf diese Weise eine erkennbare Stabilisierung und Steigerung ihrer finanzieller Möglichkeiten erfahren haben, die jedoch offenbar auch zu einer Wohlstandssaturiertheit führt. Feststeht, dass die durchschnittlichen Verdienste der Psychotherapeuten in den letzten 20 Jahren ganz erheblich gestiegen sind, sie liegen derzeit bei etwa 30.000 Euro Umsatz im Quartal bei einer ausgelasteten Ganztagspraxis. Schöpft man die Möglichkeiten voll aus, so sind Umsätze bis zu 150.000 Euro im Jahr möglich, dies meist ohne besondere Ausgaben für Geräte oder Angestellte aufwenden zu müssen (Information: Statistik der KVB). Unkosten entstehen vor allem durch Miete und technische Anforderungen der immer mehr um sich greifenden Digitalisierung.

Wozu also sich beschweren? So gibt es die erwähnten Kolleg*innen, die Veränderungen und die Seele beanspruchenden Wandel eher in Abrede stellen, an die Abstinenz der Berufsgruppe gegenüber gesellschaftlichen Fragestellungen erinnern wollen.

Über die bloße Hilfe zur Assimilation an die gesellschaftlichen Bedingungen von teils prekärer Lohnarbeit, Überforderung durch Appelle an immer größere Mobilität, Flexibilität und Erreichung von Selbsteffizienz hinaus sollte Psychotherapie meines Erachtens ein aufklärerisches, emanzipatives Projekt darstellen. Dies liegt auch in der Theorie des Unbewussten begründet. Grundlegend für den Autor ist dabei ein erweitertes Konzept des Unbewussten, das sich auf die Analytische Psychologie bezieht. Das Unbewusste ist darin nur zum kleineren Anteil der Bereich des Verdrängten und Unliebsamen. Es ist vielmehr der bislang ungelebte Bereich der Persönlichkeit mit seinen Ressourcen und es beinhaltet einen finalen Aspekt, der das Selbst des Patienten zur Entfaltung drängt. Dieses Selbst ist auf intersubjektiven Austausch, auch auf Anschluss an Gruppen angelegt. Otscheret (2005) bezieht sich auf Bråten, der sage, »dass der Andere nicht erst über die soziale Interaktion im Subjekt entsteht, sondern dass er von Anfang an quasi archetypisch schon dort ist« (ebd., S. 67). Wir Menschen sind also von Geburt an auf Gemeinschaft und Beziehungen ausgerichtet.

Nach diesem Verständnis des Unbewussten sind dort auch die kollektiven Erfahrungen der früheren Generationen niedergelegt. Damit aber beeinflussen explizit nicht-biografische und der Niederschlag auch gesellschaftlicher Aspekte das Seelenleben des Einzelnen. Dies wiederum ermöglicht es erst, mit den Anderen, der Gesellschaft und der Umwelt in aktive Beziehung zu treten. In dieser Konzeption des Unbewussten beinhaltet seelisches Leben einen Wert, der an sich schätzens- und schützenswert ist und der akzeptiert, verstanden und bewahrt werden sollte, jenseits jeglicher Funktionalität. Psychische Abweichungen verraten uns etwas über unsere Existenz, über das Leben und die Welt, auch die der anscheinend Gesunden. Die Ver-rücktheit des Einzelnen verweist auch häufig auf die Ver-rücktheit der Gesellschaft.

Hillman und Ventura (1999) haben den Eindruck, dass gerade die Konzentration auf das Wohl des Einzelnen, wie es in der breiten Etablierung und Akzeptanz von Psychotherapie zum Ausdruck kommt, dazu beigetragen hat, dass der gesellschaftliche Veränderungsdruck und die diesbezüglichen Handlungsbereitschaften seit den Achtzigerjahren deutlich abgenommen haben. Die interessante These des den Nachfolgern C.G. Jungs zuzuordnenden Hillman lautet, dass die beschriebene Entwicklung zu einer Anästhesierung gesellschaftlicher Umbruchsimpulse (1999) geführt hat (vgl. Erdheim, 1993). Veränderung wird vielmehr nur im Kleinen gesucht und für möglich gehalten. Man enthält sich deutlicher als früher Beiträgen zum gesellschaftlichen und politischen Diskurs.

Wahrscheinlich liegt hier ein unauflösbares Paradox der Tätigkeit von Psychotherapeut*innen generell, gerade wenn sie innerhalb eines »Gesundheitssystems« Leistungen erbringen. Während im Kleinen viel Gutes erreicht werden kann und sozusagen eine Befriedung von Spannungen zwischen gesellschaftlich-kollektiven Erwartungen einerseits und den Bedürfnissen nach Freiheit im Individuum andererseits stattfindet, geht genau dadurch im ungünstigen Fall der zu starken Vereinzelung der Subjekte viel kritisches und handlungsrelevantes Potenzial verloren. Es ginge aber darum, in ein Gleichgewicht in der Betrachtung der äußeren und inneren Bedingungsfaktoren von seelischem Leid zu kommen.

Die These, dass gerade neurotische Zeitgenossen neben ihrer persönlichen, lebensgeschichtlich bedingten Konfliktlage immer auch allgemeine gesellschaftliche Bruchlinien und Spannungsbögen zum Ausdruck bringen, beschreibt auch die Theorie der kulturellen Komplexe (vgl. Singer & Kimbles, 2004), ebenfalls eine Theorie aus der Analytischen Psychologie. Hartmut Rosa (2005) hat aus soziologischer Sicht deutlich gemacht, welche Mechanismen der zunehmenden Beschleunigung uns als Individuen immer mehr zu überfordern drohen. So wird ein »Nicht mehr mithalten Können« im Arbeitsalltag auch zum Symptom dafür, dass seelisches Leben seine eigenen Geschwindigkeiten aufweist, seine eigenen Räume benötigt, damit Menschen zur Ruhe kommen und innerlich wachsen können.

Wir selbst sind das »System«

Nun ist es allerdings so, dass die Anklage gegen »das System« außer Acht lässt, dass wir unser Leben als erwachsene Menschen selbst einrichten, dieses System unser eigenes Produkt ist. Wir stimmen ihm und seinen Bedingungen zu, weil wir so eine Arbeitsgrundlage erhalten. Hier geht es Psychotherapeut*innen wie vielen anderen Berufsgruppen und wie jedem kritischen Individuum in unserer derzeitigen Gesellschaft: Wir versuchen mit den sich verändernden Ansprüchen und der Widersprüchlichkeit unserer äußeren und inneren Situation bestmöglich umzugehen. Freud (1999) hat den allgegenwärtigen Widerstreit zwischen dem Freiheitsdrang des Individuums und der Anerkennung der Tatsache seiner Angewiesenheit auf andere im sozial-kulturellen Umfeld im *Unbehagen in der Kultur* (ebd., z. B. S. 455) differenziert beschrieben. Dies beinhaltet die Wahrnehmung, dass der Beruf des Psychotherapeuten eine gute Möglichkeit bietet, innerhalb eines vielleicht denkwürdigen und manchmal zu kritisierenden Rahmens »Gutes« zu tun, Menschen helfen zu können. Dafür wird man gratifiziert, auch von den Instanzen, von denen man sich abhängig gemacht hat. Während sich das Gewissen der meisten mit dieser Überlegung einigermaßen beruhigt, treibt den Autor die Befürchtung um, darüber nicht nur entbehrliche, da unrealistische Ideale, sondern auch wichtige Grundlagen unserer Weltsicht, unserer Expertise, preiszugeben. In immer größerem Umfang, so mein Eindruck, sind unser Wohlstand und das bislang Erreichte, das in materieller und auch immaterieller Entschädigung besteht, in der Lage, uns zu korrumpieren.

Zweifellos sind viele unserer Patient*innen so sehr von ihren neurotischen oder defizitären Erlebens- und Verhaltensweisen geprägt, dass ihr Ausmaß an Anpassungsunfähigkeit dysfunktional geworden ist und dringend Abhilfe verlangt. Dennoch ist genau die Frage, wo die Trennlinie verläuft zwischen einem »Fit-Machen fürs System« und einer Ermächtigung zu selbstkritischem und auch weltkritischem Denken, das seinerseits zu vermehrter Zufriedenheit führen kann im Engagement für andere und die Gesellschaft.

Intersubjektive Wende

Offenbar steht die gewohnte Perspektive der Betonung von Autonomie, Individualität und Ich-Herrschaft einem angemessenen Verständnis von dem, was seelische Gesundheit und Krankheit ausmacht, eher im Wege. Wenn sich die Psychoanalyse vor dem als intersubjektiven Wende bezeichneten Paradigmenwandel (vgl. Thomä, Altmeyer) den Vorwurf gefallen lassen musste, gesellschaftliche, kulturelle und auch kollektiv-unbewusste Strömungen nicht allzu sehr in den Fokus genommen zu haben, ist dies mittlerweile wieder mehr der Fall. Die Prominenz von Ich-Entwicklung, Individuierung, Autonomie in den Behandlungskonzepten hat übersehen, dass zu einem gelingenden Leben auch die Akzeptanz der »facts of life« (vgl. Money-Kyrle, 1971), die Realisierung der Abhängigkeit von anderen in einem positiv erlebten Sinn, von Demut gegenüber dem, was als »Schicksal« beschrieben wurde und die Respektierung der natürlichen Lebensgrundlagen gehört (vgl. Lesmeister, 2021a). Um nicht falsch verstanden zu werden: Implizit sind früher viele Behandlungen sicher auch in diesem Sinn verlaufen. Aber eine umfassendere Konzeptualisierung der komplexen Kontextbedingungen für psychisches Leben kam zu kurz. Dies haben grundlegend erst die Arbeiten von Orange, Atwood und Stolorow (2001) geändert. Deren Kontextorientierung bedeutet für unsere Belange der Kritik eines modularisierten, technisierten Psychotherapieverständnisses eine klare Aufwertung. Orange und Kollegen bringen es paradigmatisch auf den Punkt: Ihre Intersubjektivitätstheorie »betrachtet die Psychoanalyse als den dialogischen Versuch zweier Personen, gemeinsam zu verstehen, wie das emotionale Erleben einer dieser Personen organisiert ist, indem sie ihre intersubjektiv konfigurierte Erfahrung zu klären versuchen« (Orange, 1995, zit. n. Orange et al, 2001, S. 14). Die breite Rezeption und Verbreitung der Thesen der amerikanischen Intersubjektivisten führte dazu, sich von der ausschließlichen Betrachtung des Intrapsychischen im Patienten abzuwenden und sich mehr der Beziehung der an der Behandlung Beteiligten zuzuwenden. Dies geschah mit einer größeren Offenheit auch gegenüber der Subjektivität der Therapeut*innen. Deren Übertragung, deren Begehren rückte in den Vordergrund. Lesmeister (2017) hat dies pointiert so formuliert: »Im Verlangen nach dem so verstandenen verborgenen Wissen des Patienten – seinem Unbewussten – besteht die elementare Übertragung des Psychoanalytikers« (ebd., S. 29).

Mit diesem Mitdenken des Umfeldes aber werden auch der Psychodynamiker selbst und die Therapie zu einem sozialen Ereignis, das nur vor dem Hintergrund seiner Einbettung in die jeweilige geschichtliche und gesellschaftliche, damit auch gruppale Situation vorstellbar und verstehbar sein kann. Verantwortung für die Gemeinschaft zu tragen schließlich stellt einen Gesichtspunkt individueller Reifung dar, der auch in vielen Psychotherapien notwendig zur Sprache kommt, nämlich dann, wenn die narzisstischen und libidinösen Ziele des Einzelnen einer Verbindung mit gesellschaftlichen Zielen zugeführt werden müssen, um als innerlich bereichernd und sinnstiftend erlebt werden zu können. Erikson (1973) benannte etwa die Stufe der Persönlichkeitsentwicklung im reiferen Erwachsenenalter mit dem psychosozialen Konfliktpaar Generativität vs. Stagnation und fokussierte stark auf die Kontextabhängigkeit psychologischer Reife.

Integration des Schattens und Gesellschaft

Was in einer allzu ökonomisierten Behandlungsform verloren zu gehen droht, ist die Erkenntnis, dass Seelisches, gerade individuell Seelisches, immer in einem gewissen Zusammenhang und damit auch Gegensatz zum gesellschaftlich Etablierten steht und stehen muss. Doch die ganze bisherige Logik des derzeitigen Gesundheitssystems ist von Ökonomie durchdrungen. Dies bringt auch die Gefahr mit sich, dass das Unangepasste, das Abgründige, das Umstürzlerische des Seelenlebens nicht mehr wertgeschätzt wird. Dies ist aber eine wichtige Ressource nicht nur für die eigene Biografie, sondern für den Fortbestand und die immer notwendige Weiterentwicklung der Gesellschaft. Und das ist es ja gerade, worum es in analytischen und tiefenpsychologischen Therapien geht: um die Anerkennung und Bewusstwerdung des Schattens, der Anteile in der eigenen Seele, die ungeliebt und schamvoll verschwiegen werden. Erst die Bewusstheit und Integration dieser Anteile, die die Gesellschaft so oft fordert, in Schach zu halten, führt zu mehr seelischer Stabilität und Gesundheit, aber auch zu Erneuerung und Entwicklung.

Die Behandlung von seelischen Störungen stellt also in der Sicht der Analytischen Schulen gewissermaßen ein Paradox dar. Doch auf dieses Paradox ist das System in keiner Weise eingestellt. Es funktioniert ganz überwiegend nach der Logik von Markt und Geld. Und lebt in der Illusion der Macht der Vernunft und der Allgegenwart der Bewusstheit. Die analytische Psychotherapie steht in dieser Hinsicht in einem natürlichen Spannungsverhältnis zur herrschenden Gesellschaft, die diese hilfesuchenden Individuen hervorbringt. Erfreulich ist in diesem Zusammenhang, wir kommen später noch darauf zurück, dass die Gruppenpsychotherapie in jüngster Vergangenheit vehement gefördert wurde. Gerade in diesem Kontext, noch mehr als im Einzelsetting, wird den Menschen ihre gegenseitige Abhängigkeit, die Kontextualität ihrer Störungen bewusster und somit auch ein Stück Bewusstheit und Antrieb für gelingende gesellschaftliche Teilhabe wiederhergestellt. Autonomie und Selbstentwicklung können nur mit Blick auf diese intersubjektiven Voraussetzungen gelingen. Therapie soll, ja muss daher Vereinzelung und gesellschaftlicher Spaltung entgegenwirken.

2.

DIAGNOSE, PSYCHODYNAMIK

Tiefenpsychologische Therapiekonzepte und ökonomisierte Welt

Während Dornes (2012) keine Zunahme psychischer Erkrankungen sieht und auch Illouz (z.B. 2011) in ihren Büchern die Psychologisierung der Gesellschaft eher kritisch kommentiert, kommen die Rentenkassen in den vergangenen Jahren allerdings zu erheblich gestiegenen Zahlen für Frühverrentungen aufgrund psychischer Probleme und Krankheiten (Thissen, 2019). Hoefer (2019) bezieht sich in der *WNZ* vom 25.04.2019 auf Auswertungen der *Swiss Life*, die auf eine starke Zunahme der Berufsunfähigkeiten aufgrund psychischer Ursachen hinweist. Die gesetzliche Rentenversicherung geht davon aus, dass sich nicht so sehr die Zahl der Erkrankten gesteigert hat, sondern dass diese heute vermehrt wahrgenommen werden (vgl. Hesse, 2019). Anyway.

In dieser Hinsicht vertritt auch Dornes (2012) die Ansicht, dass durch neue und häufigere Diagnosestellungen, Umwandlungen von Kurkliniken in psychosomatische Kliniken und den veränderten öffentlichen Diskurs auch eine Umdefinierung von dem stattfindet, was die Gesellschaft als psychische Krankheit verstehen will. Insofern gibt es aber keinen objektiven Referenzpunkt, zu keiner gegebenen Zeit. Fakt ist, dass psychisches Leiden heute mehr zutage tritt und wahrgenommen wird. Zu fragen ist angesichts der berichteten Zahlen, was diese Umdefinition über die Gesellschaft aussagt. Könnte es sich auch um ein Symptom dafür handeln, dass Menschen immer weniger in der Lage sind, mit häufig vorübergehenden Befindlichkeitsstörungen oder allgemein erwartbaren belastenden Lebensereignissen ohne Hilfe zurecht zu kommen? Woran mag das liegen? Bleibt die soziale Unterstützung, der soziale Zusammenhalt auf der Strecke? Sucht man daher schneller Hilfe bei den Profis? Einige Beobachtungen lassen darauf schließen. Und sicher führt die größere Akzeptanz für psychische Krankheiten und deren Behandlung auch zu einer größeren »Nachfrage«, auch danach, diese unbewusst als ein Ausdrucksmittel für ungelöste Konflikte und als Ventil gegen allzu starken gesellschaftlichen Druck (vgl. Rosa, 2005) zu nutzen.

Diskriminierung und Arbeitsdruck

Die Angst davor, dass der Chef erfährt, dass man eine Psychotherapie macht, ist immer noch stark verbreitet. Sie stammt natürlich auch aus den Autoritätskomplexen der Patient*innen, aber sie ist ebenso ein Zeichen für die noch mangelnde gesellschaftliche Akzeptanz psychischer Beeinträchtigungen. Und sicher wird kaum ein Vorgesetzter die spezielle Sensibilität für soziale Ungleichheiten und unterschwellige Konflikte eines psychisch labilen Mitarbeiters auch als Chance für die Entwicklung von Arbeitsteams betrachten. Wir sind alle angehalten zu verdrängen und zu funktionieren.

Die gesellschaftliche Atmosphäre des stetig zunehmenden Leistungsdrucks führt dazu, dass es in den vergangenen anderthalb Jahrzehnten zunehmend schwieriger wurde, Patient*innen zu finden, mit denen sich akzeptable Termine finden lassen. Viele arbeiten notgedrungen sehr viel und lange, machen Überstunden, stehen unter Zeitdruck und können schwer über die Mittagspause eine Stunde »verschwinden«. Viele Kolleg*innen arbeiten daher bis in die Abendstunden, was wiederum der eigenen Psychohygiene nicht immer gut tut. Wenn Patient*innen noch dazu lange Anfahrtswege zur Arbeit und dann vielleicht auch noch zum Psychotherapeuten haben, wird es ganz schwierig. Gerade die höherfrequenten Behandlungen sind daher seltener geworden. Zwei oder gar drei Termine in der Woche zu finden, wird zu einer fast unmöglichen Aufgabe, es sei denn, man ist arbeitssuchend, studierend oder bereits in Rente.

Der stark gestiegene Arbeitsdruck, die Angst, die Stelle zu verlieren und nicht mehr mithalten zu können, sind mit ein Grund für psychische Überforderung und Dekompensation. Viele Menschen leiden sehr an Überforderung und angespannten Teamsituationen. Auch die zunehmende Vereinzelung durch Homeoffice schafft neue Probleme: Menschen klagen nicht erst seit Corona, aber seither noch viel deutlicher über Einsamkeit und Isolation am häuslichen Arbeitsplatz. Dazu Wolter (2020): »Rund die Hälfte arbeitet zuhause nicht unter optimalen Bedingungen. Fast zwei Drittel der Heimarbeiter haben gesundheitliche Probleme.«

Der Weg zur Arbeit und die Tatsache, dort einen Platz zu haben (was mittlerweile mit stundenweise zu mietenden »smart workplaces« auch nicht mehr der Fall sein muss), bedeutet eine innere Weitung der Perspektive, plastisch gesprochen, einen Tapetenwechsel. Der zufällige und nicht zielgerichtete Kontakt zu Kolleg*innen ist essenziell für die Aufrechterhaltung von Kreativität und Vitalität. Wir brauchen auf Dauer reale Menschen, in Präsenz und leibhaftig als unser Gegenüber, um uns lebendig fühlen zu können. Durch die zunehmend ununterbrochene Bildschirmarbeit werden die natürlichen Zyklen von Kontaktnahme und Rückzug zerstört und der Mensch gerät immer mehr in eine technisch formatierte Matrix des Funktionierenmüssens, ohne parallel seine menschlichen Grundbedürfnisse im Auge haben zu dürfen. Das absichtslose und zufällige, aber leibhaftige Gespräch mit einem Kollegen über den letzten Urlaub, und sei es noch so kurz, lässt mich aber mein Menschsein leben und behaupten. Arbeit wird in dieser Sichtweise nicht *trotz* der vielen davon ablenkenden Dinge erledigt, sondern gerade *wegen* dieser. Ohne die Möglichkeit der Unterbrechung, des Abschweifens, des ziellosen Umherwanderns beschleicht einen das Gefühl, nur noch funktionieren zu sollen, die inneren Räume werden immer enger, die Phantasietätigkeit eingeschränkt und damit die Produktivität der Arbeit. Auch arbeitspsychologische Studien haben die reine Arbeitszeit bei einem Acht-Stunden-Tag weit geringer eingeschätzt (Hansen, 2019). Rasant steigt jedenfalls die Zahl der Arbeitsausfälle aufgrund psychischer Erkrankungen. Die Fehltage stiegen zwischen 2000 und 2019 um 137 Prozent (DAK, 2020).

Das Nicht-Zielgerichtete ermöglicht das zielgerichtete Handeln erst. Dies wird auch durch das Gegensatzprinzip der Analytischen Psychologie (Jung, 1957, § 184) zum Ausdruck gebracht, wo davon die Rede ist, dass jede Einseitigkeit ihr (unbewusstes) Pendant oder Gegenteil befördert. So verhalten sich verstandesorientierte Menschen unterschwellig oft recht emotional. Emotionale Menschen neigen dazu, dieses Verhalten rational zu begründen. Jung übertrug das diesen Vorgang erklärende Prinzip der Neigung zur Enantiodromie aus der Philosophie in die Psychologie (vgl. Bishop, 2016).

Diese Ideen über die Psychologie des Menschen sind aber im Denken der meisten Menschen wenig präsent oder angekommen. Meist wird linear gedacht und eine Effizienzsteigerung durch mehr Fokussierung, Konzentration und die Abschaffung von Ablenkung zu erzielen versucht. Nicht zu vergessen: Auch der Analytiker arbeitet mit der Methode der »freischwebenden Aufmerksamkeit« – er darf gar nicht zielgerichtet sein, um unbewussten Dynamiken auf die Spur zu kommen.

Seele braucht Zeit

In einer Analyse der kürzlich reformierten Richtlinie zur Personalausstattung in der Psychiatrie hat *ZEIT-Online* Betroffene zu Wort kommen lassen. Der große gemeinsame Tenor der Meinungen von Patient*innen, Ärzt*innen, Psycholog*innen ist, dass es zwar erfreulich sei, dass mehr Zeit eingeplant werden könne, dies aber bei weitem nicht genug sei. Zudem müsse man befürchten, dass viel Zeit für die notwendige Dokumentation wieder verloren gehe. Hinzu kommt die Befürchtung der drohenden Schließung für Einrichtungen, die nach der neuen

Richtlinie aufgrund der bereits bestehenden Personalnot eintreten wird (Eisenreich & Lubahn, 2020).

Einer der Grundkonflikte ist, dass die Erkundung des Seelenlebens Zeit benötigt und die Ressourcen knapp gehalten werden. Die Digitalisierung verspricht, Zeit und damit Kosten sparen zu können. Genau diese Gleichsetzung von Zeit und Kosten ist fatal. Die (unbewusste) Strategie scheint zu sein, trotz eindeutigen Bedarfs Zeit zu schinden. So auch im ambulanten Bereich: Indem man Apps zwischen Kranke und Therapeuten »schaltet«, versucht man offiziell, die Not des Wartens auf Therapieplätze zu mindern. Es wird häufig der Eindruck vermittelt, dass Therapeut*innen nicht willig seien, genug Termine anzubieten, und zu lange mit ihren Fällen arbeiteten. Doch das ist nur in den seltensten Fällen richtig. Vielmehr steigen wie erwähnt die zeitlichen Anforderungen an den administrativen Aufwand, eine Praxis für Psychotherapie zu betreiben. Mir sind einige ältere Kolleginnen bekannt, die mittlerweile bereits vor ihrem beabsichtigten Renteneintrittsalter das Handtuch werfen und ihre Praxis verkaufen. Dies hat offenbar System: Wenn es immer aufwändiger wird, als Freiberufler eine Einzelpraxis zu unterhalten, werden sich Kolleg*innen eher überlegen, ein MVZ oder eine Praxisgemeinschaft zu bilden. Dagegen ist zunächst wenig zu sagen, aber die dort oft vorfindbaren Machtverhältnisse, Abhängigkeiten und Ränkespiele sind ebenfalls anstrengend und zeitraubend und kommen selten der Patientenversorgung zugute. Dies weiß auch jeder, der einmal in einer stationären Psychotherapie gearbeitet hat. Hier dominieren Besprechungen, Verwaltung und Ähnliches so stark, dass sie oft mehr Zeit als die eigentliche Patientenversorgung beanspruchen.

Hinzu kommt: Die Zeit, in der sich eine psychische Störung aufgebaut hat, ist meist sehr lang. Oft reichen die Ursprünge der Probleme unserer Patient*innen bis in die frühe Kindheit zurück. Das krankmachende Umfeld hat sie oft über lange Jahre geprägt und dies in vulnerablen Entwicklungsphasen. Auf solche Hintergründe treffen nun überfordernde, schwierige, auch traumatische Lebensereignisse wie Trennungen oder Arbeitsplatzverlust, immer häufiger aber auch eine allgemeine Überforderung und Orientierungslosigkeit. Wie kann man erwarten, dass innerhalb weniger Dutzend Therapiestunden solche grundlegenden psychischen Strukturen und Beziehungsmuster korrigiert werden können? Es ist selbstverständlich, dass Psychotherapien aus Leidensdruck heraus notwendig werden und dass die Patient*innen ein besseres Leben ersehnen. Dennoch muss trotz beschreibbarer Therapieziele auch eine gewisse Ergebnisoffenheit erhalten bleiben, sonst kann sich die therapeutische Beziehung nicht in der Weise entfalten, dass wirklich nachhaltige Entwicklung geschehen kann.

Wichtig ist freilich auch, dass die Endlichkeit der Therapie immer ins Auge gefasst wird. Ergebnisoffenheit darf nicht mit unendlicher Analyse verwechselt werden. Für Hilgers (2018) bedeutet das, dass »die Therapiebeziehung endet, wenn sie [die Patient*innen; V.M.] mit ihrem Leben und wir in der Übertragungsbeziehung zurechtkommen« (ebd., S. 114). Doch am Anfang der Behandlung geht es um Vertrauensbildung, Regression, Gehaltenwerden durch die Präsenz des Gegenübers und den Rahmen der Sitzungen. Patient*innen sind oft gerade an ihren inadäquaten Anpassungsmechanismen krank geworden. Zuvorderst Anpassung anzumahnen, lässt nicht zu, in Ruhe alternative Strategien aufzubauen. Die inadäquaten Mechanismen werden in der Übertragungsbeziehung allmählich deutlich und damit deutbar und verstehbar. Erst dann können sie verändert werden.

Zyklisch statt linear

Erst in jüngerer Zeit wird das lineare Denken, wie es dem Ursache-Wirkungs-Denken und in seiner inneren Logik stark auch dem digitalen Denkmodell zugrunde liegt, in Frage gestellt und die Zirkularität und Rythmizität von Entwicklungsprozessen in Gesellschaft und Individuen wieder mehr untersucht (z.B. Maffesoli, 2014; Scheidegger, 2020). Der veränderte Umgang mit der Zeit ist eines der hervorstechendsten Merkmale der beschleunigten Postmoderne. Die Frage, ob man eher einer linearen oder zirkulären Zeitauffassung folgen will, betrifft in besonderem Maß auch die Psychotherapie. Therapeutische Prozesse sind nämlich als solche nicht zu beschleunigen, da sie keine quantifizierbaren Grundlagen haben. Zuweilen geschieht es in langen Behandlungen, dass erst nach Jahren die Erinnerung an eine Traumatisierung auftaucht. Gerade bei frühgestörten Patienten mit strukturellen Defiziten braucht es oft sehr lange Zeiträume, um Vertrauen aufzubauen und die therapeutische Beziehung zu stabilisieren (vgl. Henningsen, 2012). C.G. Jungs (1995) Empfehlung für das therapeutische Vorgehen selbst war nach seiner Beschreibung ein Zirkuläres, das Problem Umkreisendes, da immer nur eine Annäherung an die unbewussten Hintergründe des Geschehens möglich sei. Schnocks (2020) hat das so beschrieben: »Jungs eher dialektische Methode ist daher nicht logisch gradlinig, sondern als ›symbolisch‹ zu verstehen. Der Inhalt wird umkreist und aus immer wieder leicht veränderten Blickwinkeln betrachtet« (ebd., S. 17). Die Praxis von analytischen Psycholog*innen in Jungs Nachfolge, aber auch vieler anderer Kolleg*innen ist davon geprägt, dass der Entfaltung der unbewussten Konflikte in der analytischen Beziehung Zeit gegeben werden muss. Erst so werden eine valide Diagnosenstellung und Behandlungsplanung ermöglicht.

Wenn die Digitalisierung der Beschleunigung und der Effizienz von Behandlungen das Wort redet, dann stehen diese Ziele im Widerspruch zu den validen

Beobachtungen der Praktiker. Heinecke (2021) setzt sich mit den Folgen der Digitalisierungswellen für die psychotherapeutischen Praxen auseinander. Nach seiner Einschätzung »wird jedwede Form der Kritik – sei sie auch noch so konstruktiv – seitens der Politik als Blockadehaltung abgestempelt« (ebd., S. 24). So sind die optimistischen Behauptungen der Vorteile der Digitalisierung in der Medizin und auch speziell für den Bereich der Psychotherapie selten gedeckt. Mediziner widersprechen und verweisen auf die bislang geringen Erfolge oder gar die Überflüssigkeit von Neuerungen. In einem Streitgespräch in der *ZEIT* Nr. 6 vom 04.02.2021 erwidert der Anästhesist und Datenschutzexperte Christian Brodowski im Zwiegespräch mit dem Klinikleiter Jochen Werner: »Der Nutzen der elektronischen Patientenakte wird bei Weitem nicht so hoch sein wie versprochen« (ebd., S. 8).

Zwar gilt, dass die Erstellung der elektronischen Patientenakte vom Patienten abgelehnt werden kann, was aus der Sicht der Mitbestimmung erfreulich ist. Dennoch gerät gerade dann das Vorhaben, valide, da umfassende Datenpools zur Verfügung zu haben, in Schieflage. Wenn nicht alle mitmachen, wird es dazu erheblichen Verwaltungsmehraufwand für eine »doppelte Buchführung« geben, das ganze Vorhaben produziert so mehr Probleme, als es Lösungen generiert.

Dies gilt umso mehr für die Arbeit der Psychotherapeut*innen, deren hochsensible Daten und persönlichen Mitschriften niemals in fremde Hände geraten dürfen, da sonst die zur Behandlung notwendige Vertrauensbeziehung unterminiert wird. Der Chaos Computer Club (Saatjohann, 2019) machte bereits auf bedeutsame Schwachstellen der Telematik-Infrastruktur aufmerksam. Ein Schelm, der glaubt, nach den Nachbesserungen sei »alles sicher«. Wer sich mit EDV ein wenig auskennt, und das tun wir inzwischen alle, weiß, dass die Sicherheit immer den Neuerungen hinterherhinkt. Und Neuerungen werden bereits angekündigt, während noch Geld für die laufende Hard- und Software ausgegeben werden soll. So entstehen mit wachsenden Optionen für die Datenverarbeitung neue Schwachstellen und Sollbruchstellen – in jedem Fall aber mehr Arbeit für die in den Praxen tätigen psychologischen und ärztlichen Psychotherapeut*innen.

Wie bereits erwähnt: Letztlich ist bislang noch durch keine Reform des Gesundheitssektors unterm Strich Geld gespart worden, sondern das Segment wächst kontinuierlich. So sind die Gesundheitsausgaben in der Zeit von 2006 bis 2018 um mehr als ein Drittel angestiegen. Die Ausgaben der gesetzlichen Krankenkassen wuchsen ebenso, auf ca. 244 Milliarden Euro im Jahr 2019 (Destatis, 2021). Das Gesundheitssystem wächst und wächst, kein Wunder, wenn immer neue »Partner« auf der Bildfläche erscheinen, so nun die digitalen Start-Ups. Die Kostensteigerung und auch die positive Kehrseite der gestiegenen Honorare für Psychothera-peut*innen verstellen den Blick auf das, was sich als Unterströmung grundsätzlich im Bild von und im Umgang mit seelischen Störungen wandelt.

Mittlerweile ist das Gesundheitswesen von der Idee geradezu besessen, mithilfe der Digitalisierung die Versorgung zu verbessern. Gerade im Kontext von Corona werden aber Äpfel mit Birnen verglichen. Kein Mensch hat etwas gegen neue PCs, die die Faxe in Gesundheitsämtern ersetzen. Psychotherapeut*innen aber, die am Ende komplett vernetzt und damit auch kontrollierbar werden, werden keinen wirklich freien Individuen mehr gegenübersitzen, sondern Menschen, die einen Defekt beseitigt haben wollen und diese Ansprüche nicht mehr hinterfragen können werden. Der Gedanke, organisatorische und technische Abläufe zu vereinfachen, um Patient*innen effizienter behandeln zu können, etwa durch Abgleiche von Datenbanken oder die Arbeit von Operationsrobotern, mag auf die somatische Medizin zutreffen. Immer jedoch braucht es umso mehr flankierende Verständigung und das Gespräch über das, was technisch »gemacht« wird. Die Erfahrung zeigt, dass Digitalisierung im Bereich der Psychotherapie die Probleme eher verkompliziert als vereinfacht.

Die große Begeisterung angesichts der ersten DiGAs, »Digitale Gesundheitsanwendungen«, über die Möglichkeiten, die uns die Technik verschafft, verschlimmbessert die Situation letztlich. Indem der menschliche Kontakt reduziert wird – ich spreche selbstredend vom leibhaftigen Kontakt, aber dies muss man mittlerweile betonen –, wird sich die wahre Not der Menschen vergrößern, denn viele psychischen Probleme verschlimmern sich in äußerer und innerer Einsamkeit und durch mangelnden Austausch (vgl. Maio, 2020). Bei aller Begeisterung über das, was Big Data an Erleichterungen bringen kann und wird, sollten wir darauf achten, dass wir uns nicht von der Logik der Maschinen »anstecken« lassen – wie dies vielerorts schon geschieht, zum Beispiel auch in der Logik der Partnerbörsen, die allein über errechnete Matches Glück versprechen, oder bis hinein in unsere Sprache, wenn wir von »unserer Festplatte«, »leeren Batterien« oder der Notwendigkeit eines »Resets« sprechen. Interessanterweise benutzen wir vor allem bei der Beschreibung unserer Erschöpfungszustände digitale Metaphern. Vielleicht eine unbewusste Einsicht, wer daran schuld ist? Mehr Digitalität macht auch mehr Gespräch und Begegnung darüber notwendig, was diese Digitalisierung mit uns macht und wie wir sie erleben und verstehen. Das aber braucht Zeit.

Noch mehr Ungleichheit: die privaten Versicherungen

Viele Verträge der privaten Krankenversicherer beinhalten deutlich weniger Psychotherapiesitzungen als dies bei den gesetzlichen Versicherungen der Fall ist. Damit können Langzeittherapien im Sinne von analytischen Therapien häufig nur verkürzt stattfinden. Dazu trägt bei, dass viele Versicherte bei Vertragsabschluss aus Gründen der Sparsamkeit bewusst auf die Leistung Psychotherapie verzichten. Ist sie dann plötzlich doch notwendig, müssen die Sitzungen ganz aus eigener Tasche beglichen werden. Dies kann bei einem Stundenhonorar von rund 100 Euro ganz schnell teuer werden. Dies ist soweit legitim, wie die Versicherten mit ihrer Vertragsunterschrift zustimmen. Dennoch verkehrt sich dadurch der vermeintliche Vorteil des Privatversicherten im Fall psychischer Krankheit in sein Gegenteil.

Privat Krankenversicherte haben noch einen Malus: Die privaten Krankenversicherer können sich seit Jahren nicht mit den Ärzteverbänden auf eine Reform der Vergütungssysteme einigen. Dies führt dazu, dass die Honorare für Psychotherapiesitzungen mittlerweile ca. zehn Prozent unten denen der gesetzlichen Krankenkassen liegen, bei Gruppentherapien sind es sogar über 25 Prozent weniger. Was wiederum dazu führt, dass die Behandlung von privat versicherten Pychotherapiepatienten für die Therapeut*innen weniger lukrativ ist, mit erwartbaren Folgen.

Im Zusammenhang mit privat versicherten Psychotherapiepatient*innen tritt auch immer wieder das Phänomen auf, dass diese wegen früherer psychischer Erkrankungen, die dann häufig bewusst psychiatrisiert und dramatisiert werden, bezüglich weiterer Psychotherapie vom Versicherungsschutz ausgenommen werden. Ich habe Schreiben in den Händen gehabt, wo eine mittelgradige depressive Erkrankung in der Vergangenheit zum Anlass genommen wird, den Versicherungsschutz zu verweigern, mit der Begründung, dass auch ein weitere Verschlechterung der Erkrankung oder eine Krankenhauseinweisung, ja gar ganz andere psychische Erkrankungen wie eine Psychose nicht ausgeschlossen werden können. Sobald erste Hinweise auf eine psychische Vulnerabilität auftauchen, wird einschränkend und zuweilen stigmatisierend reagiert. Auf die biografischen Hintergründe der Erkrankung wird nicht eingegangen, sie wird als biologisch verursacht und als sich potenziell chronisch verschlechternd angesehen, was fachlicherseits zumindest als sehr strittig angesehen werden muss. Die Patient*innen haben das Nachsehen.

Eingriffe der Kassen

Dass ein handlungsleitendes Denken im Sinne der Ökonomisierung und Digitalisierung gesellschaftlich bereits weit verbreitet ist, zeigt sich ebenso in der Aktivität der gesetzlichen Krankenkassen, die ihre Informationen über Versicherte mittlerweile teilweise nutzen, um selbst tätig zu werden und ihren Versicherten eigenständig Behandlungsangebote unterbreiten, zuweilen auch bereits während noch laufender anderer Psychotherapien. Dies widerspricht einschlägigen gesetzlichen Regelungen und ist dazu geeignet, psychotherapeutische Erfolge zu zerstören! Ich konnte dies in meiner Arbeit im Beratenden Fachausschuss der Kassenärztlichen Vereinigung Bayerns (KVB) selbst mitverfolgen; dieser setzt sich sehr für die Interessen der Psychotherapeut*innen ein. KVB-Vorstand Ritter-Rupp (2018) hat mit ihren Vorstandskollegen in Bayern klar Position für Ärzte und Psychotherapeutenschaft bezogen.

Trotzdem: Patient*innen müssen damit rechnen, in Zukunft noch öfter in Konflikt mit den Bedürfnissen der Kassen nach Effizienz und Kosteneinsparung zu geraten. Die von Psychotherapien hergestellte oder begünstigte Entwicklung hin zu mehr Belastbarkeit und psychischer Gesundheit von Patient*innen ist inhaltlich bei weitem nicht deckungsgleich mit dem, was sich Gesundheitsfunktionäre und »das Gesundheitssystem« selbst darunter vorstellen. Der epidemische Gebrauch des Resilienzbegriffs muss besonders kritisch hervorgehoben werden, denn er kann dazu dienen, menschliches Leid an den Verhältnissen zu individualisieren.

Zwischen der Politik, den Kostenträgern einerseits, den Selbstverwaltungsorganen und den Leistungserbringern, also Ärzten und Therapeut*innen, andererseits besteht zuweilen ein unausgesprochener, aber zunehmend ausgeprägter Dissens im Menschenbild, so mein Eindruck. Die Identifikation der ökonomisch geleiteten Start-Ups, der Kassen, der Politik mit den Zielvorstellungen des entfesselten Marktkapitalismus schreitet fort und fort.

Letztlich kommen wir an dieser Stelle wieder an den Punkt der Allgegenwart des kapitalistischen Prinzips, das nach Meinung mancher Gesundheitsexperten nichts im Gesundheitssystem zu suchen hat. In seiner Kritik der ökonomischen Vernunft hat Gorz (1989) deutlich gemacht, dass sich das ökonomische System der Gegenwart nicht mit dem Auftrag und der Funktionsweise des Gesundheitssektors verträgt. Dies liegt nach Gorz vor allem daran, »dass seine [des im Gesundheitssystem Tätigen; V.M.] Leistung an sich, also unabhängig von den Personen, deren Bedürfnisse sie befriedigt, gar nicht bestimmt werden kann. Es handelt sich nicht wie in der Produktionsarbeit darum, bestimmte festgelegte Verrichtungen zu vollbringen oder bestimmte Gegenstände herzustellen, die von der Person des

Produzenten ablösbar sind, sondern die zu vollbringenden Handlungen oder Gegenstände [sind] nach den Bedürfnissen des anderen zu definieren.« Dadurch geschieht aber Folgendes: »Die Beziehung Arzt-Patient wird zu einer technischen Beziehung« (ebd., S 223f.).

In Gesundheitssektor sei Hingabe verlangt, was sich nicht mit der Orientierung am ökonomischem Vorteil vertrage. Nach Meinung mancher ist es genau das derzeitige wirtschaftlich-gesellschaftliche System, das offenkundig dazu beiträgt, dass immer mehr Menschen psychotherapeutische Hilfe suchen oder mit psychischen Diagnosen frühberentet werden. Eine gesellschaftskritische Haltung der Psychoanalyse selbst, wie sie etwa von Horst-Eberhard Richter (z.B. 2003) vehement vertreten wurde, ist sehr in den Hintergrund getreten, da man offenbar Ängste hat, nicht mehr vom Kuchen der immensen Summen, die im Gesundheitswesen kursieren, profitieren zu können.

Wolf (2020) unterstreicht diese Gedanken mit den Worten, »dass viele Tätigkeiten, die ein Markt nicht in Wert setzt, für ein System überlebenswichtig sind, auch wenn sie sich nicht *bepreisen* lassen. Aus diesem Grundsatz der Solidargemeinschaft ergibt sich eine Neubewertung dessen, was wir unter gesellschaftlicher Wertschöpfung verstehen; denn pflegende, schützende, rettende sowie reinigende Tätigkeiten [...] müssen vom Gesamtsystem getragen und finanziert werden« (ebd., S. 76).

Das Gesundheitssystem erweist sich hingegen aufgrund seiner Systemblindheit und der Einseitigkeit und Eindimensionalität (Profit!) der Privatisierungsvorgänge bisher als nicht zu kurierender Kranker. Das Herausheben eines wenn auch wichtigen, wenn nicht des wichtigsten Aspektes unseres physischen und seelischen Lebens, der Gesundheit, aus dem Kontext seiner psychosozialen, gesellschaftlichen und gruppendynamischen Zusammenhänge führt konsequenterweise sehr häufig zu Fehlschlüssen sowie kurzsichtigen, und damit umso kostspieligeren Entscheidungen.

Die neue Sprache und das neue Denken über die Seele

Dringen wir noch weiter in die Problematik ein, besteht eine weitere Facette derselben darin, anzuerkennen, wie schwer es trotz einschlägiger Diagnosesysteme ist, psychische Störungen zu fassen, sie zu kategorisieren. C.G. Jung (2005) sah den Ursprung dafür in der psychoiden, numinose Seite der Seele. Seelisches zeigt sich gewöhnlich oft auf Umwegen, in Symptomen, Fehlleistungen, Inszenierungen.

Psyche oder Seele

Eine gewichtige Frage ist, was wir unter seelischem Leben und der »Seele« heute überhaupt verstehen. Man spricht gemeinhin auch meist nur noch von der »Psyche«, als dem Gebiet der akademischen Psychologie, die sich als positivistische Wissenschaft verstehen will. Wie sehr dieses Denken gerade in den Bereich der Psychotherapie eindringt, wird auch anhand dieses sich wandelnden Sprachgebrauchs deutlich. Äußerlich ist es bedingt durch das Vorherrschen von verhaltenstherapeutischen Lehrstuhlinhabern an den psychologischen Lehrstühlen. *What Is Soul?* nannte Autor Wolfgang Giegerich sein 2012 erschienenes Buch, in dem er aus post-jungianischer Sicht nachzeichnet, wie sehr wir umgekehrt geneigt sind, psychologische Sachverhalte vorschnell als Ausweis des Seelischen zu interpretieren. Doch wie kam es zu dieser Unterscheidung der Begrifflichkeiten »Psyche« und »Seele«? Dazu holen wir etwas aus, um den Kontext zu betrachten.

Während uns die Veränderungen der sich beschleunigenden Postmoderne mit ihrer Logik der Quantifizierung, Verobjektivierung (Stichwort: evidenzbasierte Medizin) und Digitalisierung zu schaffen machen, kommen gleichzeitig neue Patientengruppen mit veränderten Ansprüchen auf uns zu. Denn wir alle sind von Digitalisierungsprozessen und deren Folgen betroffen. Es zeigt sich demnach, dass mit dem Zauberwort der Digitalisierung eine Vielzahl von weniger erfreulichen Begrifflichkeiten und Notwendigkeiten maskiert werden. Mit dem »Zauberwort Digitalisierung« sind aber mittlerweile viele unserer Patienten in einer Weise identifiziert, dass sie ihre seelischen Nöte und Anliegen gehäuft in einer Weise vorbringen, die an die Beschreibung von nicht mehr funktionierenden Maschinen erinnert, wir haben davon gesprochen. Wenn also Patient*innen sagen, »ich muss mich rebooten«, »mein Akku ist leer«, »ich muss meine Festplatte neu formatieren« oder »das ist für mich nicht skalierbar«, wird das Bild des Funktionierens von Maschinen zu Hilfe genommen, um zu beschreiben, was Menschen denken und fühlen. Der technische Wandel ist derart tiefgreifend in unseren Alltag und unsere Sprache eingedrungen, dass vielen kaum noch auffällt, dass sie auch ihre Beschwerden auf eine Weise vorbringen, die glauben lässt, dass sie ihr Innenleben mit der Hard- und Software eines Computers analogisieren. An der Oberfläche mag das plausibel erscheinen und auch belustigen, in der Tiefe deutet sich eine Wahrnehmungsverschiebung an.

Die Vorstellungen über das Funktionieren der menschlichen Psyche oder Seele haben sich zu allen Zeiten gewandelt und hatten schließlich immer viel mit dem jeweils kursierenden Menschenbild zu tun. Gerade diese Einsicht verweist auf den derzeitigen grundlegenden Wandel der Sicht des Menschen auf sich selbst. Es stellt sich die Frage, ob die technischen Parallelisierungen überhaupt passend und sinnvoll sein können. Meist werden dadurch lediglich Machbarkeitsvorstellungen und Szientizismus befördert und dessen problematische Dynamik weiter befeuert.

Hinter der Wortwahl steht oft auch eine Ideologie des Machbaren, ein »Machbarkeitswahn«, der bereits weite Teile der Gesellschaft befallen hat. Es scheint, je weniger das Individuum noch de facto Einfluss auf die Gestaltung seiner Lebenswelt hat, desto mehr wird versucht, den Eindruck zu vermitteln, dass er mittels der Technik weiterhin Herr seines Lebens ist. Im Gegensatz zum Machbarkeits-Standpunkt hat Lesmeister (2005) darauf hingewiesen, wie wichtig es seiner Ansicht nach für Psychotherapeut*innen ist, »dasjenige, was anwesend ist, zum Erscheinen kommen zu lassen; so zu denken und zu handeln, dass sich zeigen kann, was ist« (ebd., S 37).

Die Entwicklung hin zur Verkürzung von Therapien des Geldes wegen muss gerade vor dem Hintergrund des hier diskutierten Welt- und Menschenbildes, dass von unbewussten Motiven für gesellschaftliche und persönliche Missstände und Leidenswege ausgeht, als fatal angesehen werden. Denn auf diese Weise können sich einerseits die Bedingungen für psychisches Leid immer weiter tradieren und festigen. Andererseits droht sogar eine grundlegende Veränderung im Sinne der Korrumpierung humanistischer und freiheitlicher Gesinnungen und eine Wandlung dessen, was wir unter so etwas wie der »Innenwelt« oder »seelischem Leben« überhaupt verstehen wollen.

Die Psyche wird zu etwas, das handhabbar gemacht werden soll und kann. Sie soll behandelt werden, jemand soll wieder in seinem Alltagsleben funktionieren, während die Menschen jedoch ihren Wunsch nach Bezogenheit unerfüllt erleben und ihr Innenleben, für das man sich zu wenig interessiert, in anderen Kontexten ausleben (Pornografie, Konsum, Narzissmen, Spielsucht). Die »Seele« ist in vielen Bereichen der lösungsorientierten, kognitiv geprägten Schulen nicht mehr das, womit sich die Mehrzahl der Psychotherapeut*innen beschäftigen will. Sie wird dem Bereich des Religiösen, des Esoterischen und der Lebensphilosophie überlassen. Damit ist das »Seelische« aber keineswegs entsorgt, sondern wirkt vielmehr viel stärker noch auf unbewusstem Weg auf bewusste Entscheidungen und scheinbar vernünftige Überlegungen ein. Die Irrationalität, die Freud (1910d) unser aller Verhalten unterstellt hat, ist mit noch viel größerer Vehemenz am Werk, als sich dies der Begründer der Psychoanalyse je hätte träumen lassen – gerade in jenen Bereichen, die sich rein vernunftorientiert definieren. Freud (1910d): »Die Gesellschaft wird sich nicht beeilen, uns Autorität einzuräumen. Sie muß sich im Widerstande gegen uns befinden, denn wir verhalten uns kritisch gegen sie; wir weisen ihr nach, daß sie an der Verursachung der Neurosen selbst einen großen Anteil hat. Wie wir den einzelnen durch die Aufdeckung des in ihm Verdrängten zu unserem Feinde machen, so kann auch die Gesellschaft die rücksichtslose Bloßlegung ihrer Schäden und Unzulänglichkeiten nicht mit sympathischem Entgegenkommen beantworten; weil wir Illusionen zerstören, wirft man uns vor, daß wir die Ideale in Gefahr bringen« (ebd., S 111). Freud selbst ist also Gewährsmann für die These von der gesellschaftlichen Mitwirkung und Mitverantwortung für die Misere Einzelner.

Paradoxie des Unbewussten

Die Wirkungen unbewusster Wünsche sind erfahrungsgemäß umso stärker, je mehr wir versuchen, sie zu kontrollieren. Dies steht in diametralem Gegensatz zum Credo unserer Zeit, dem es um Sichtbarkeit und (Selbst)darstellung und damit um Selbstkontrolle geht. Als relevant wird hier erachtet, was nachzählbar und überprüfbar ist, das ist zugleich die Basis und die notwendige Folge der alles digitalisierenden neuen Technik. Das Leben ist das, was sichtbar und bewusst gelebt wird, was vorzeigbar ist. Das Leben wird an der Oberfläche und nicht im Hintergrund oder Untergrund gesucht.

Die Tiefenpsychologie behauptet das Gegenteil: Das, was unsichtbar, ungewusst und unbewusst ist, hat den größten Einfluss überhaupt. Das Hässliche, Ungeliebte, Schwierige steuert uns in hohem Maße. Zwar war auch Freud aus Gründen der Bewahrung seiner neuen Wissenschaft an der Anerkennung der akademischen Welt sehr gelegen. Dennoch wäre er den heutigen Auswüchsen des ungebremsten Positivismus gegenüber sehr befremdet. Was verloren zu gehen droht, ist daher viel mehr als eine Therapierichtung oder eine Therapieschule, sondern die Fundierung derselben in einem humanistisch verstandenen Menschenbild.

Die Bestrebungen, mit quantitativen Schritten dem Phänomen der Seele Einhalt zu gebieten, werden auch von kompetenter philosophischer Seite problematisiert. Sloterdijk (2007) bezieht sich auf Žižek (z.B. 2001), der anstrebe, »das abendländische Subjekt als kritische Kraft [zu] retten angesichts der asiatischen Tendenz die Neurose zugunsten einer generalisierten sanften Psychose außer Dienst zu stellen« (2007, S. 45). Der Neurose wird also ein Bleiberecht in unserer gesellschaftlichen Ordnung zugestanden, da sie auch immer Ausdruck der problematischen Unterdrückungsprozesse ist, die beim Einzelnen wirken, letztlich aber auf das Ganze verweisen und dies auch zusammenhalten. Überspitzt heißt das: Ohne psychisch Kranke, ohne deren Hadern auch mit der Welt würde unsere Gesellschaft sich nicht entwickeln können. Es wäre ein gänzlich andere Gesellschaft, von der man sich fragen kann, ob sie wirklich erstrebenswert ist.

Die Bestrebungen führen weiter: Han (2020) sieht ein Zeitalter des Transhumanismus heraufziehen, das menschliches Leiden und Schmerz abzuschaffen gedenke, womöglich um den Preis der Lebendigkeit des Menschen. Wir brächten uns mit unserem Zwang zur Kontrolle um den Zugang zum Unverfügbaren, zur Geduld, zur Liebe, letztlich zum Menschsein, wie wir es kennen und schätzen. Dem Leiden keinen Platz mehr im Leben zuzugestehen, hieße in seinen Augen, das Menschliche selbst zum Verschwinden zu bringen. Wirth (2020) äußert in einem Online-Vortrag für die DGPT die Sorge, dass wir die Corona-Pandemie nicht zum Anlass nehmen, unsere Allmachtsphantasien zurechtzurücken und die Unverfügbarkeit bestimmter Gegebenheiten der Welt, über die jüngst auch Rosa (2020) gesprochen hat, anzuerkennen. Rosa (2020) spielt ebenfalls auf die Coronakrise an, wenn er sagt, »diese Krise könnte zu einem kollektiven Resonanzmoment werden, der einen Pfadwechsel, einen Paradigmenwechsel einleitet«, einem Paradigmenwechsel wohlgemerkt in Richtung der Ermöglichung von vermehrten Resonanzerfahrungen, Begegnungen mit Mitmenschen, mit mir selbst. Es bleibt dabei: Die »facts of life« (Money-Kyrle, 1971), die für uns Menschen unhintergehbar sind wie unsere Sterblichkeit, können nicht verleugnet werden, ohne dass dafür ein hoher Preis zu entrichten ist. Und zwar auf persönlicher Ebene ebenso wie in gesellschaftlicher Hinsicht.

Psychoanalytikern, so Wirth (2020), kommt die Aufgabe zu, die *Verletzlichkeit* des Menschen in den Mittelpunkt zu stellen und damit zu helfen, eine depressive Position im Sinne Kleins (1935) einnehmen zu können. Das Aufspüren, Benennen und Akzeptieren von Verletzlichkeit ist damit ein hohes Gut für die ethische und persönliche Entwicklung jedes Menschen. Dies spielt auch auf die Grundthese der

Wirksamkeit analytischer Psychotherapie an, die vom Durcharbeiten einer see lischen Position, von Trauerarbeit spricht, die zu leisten ist, um zu einer Überwindung von Symptomen, aber auch zur persönlichen Reifung zu gelangen.

Welzer (2016) analysiert das dem digitalen Denken zugrunde liegende Schema »Problem-Lösung-nächstes Problem-nächste Lösung« (ebd., S. 144), das nicht dem entspräche, wie Menschen ihre Erfahrungen machten und strukturierten. Odo Marquard (zit. n. Welzer, 2016) habe dies als »Handlungs-Widerfahrnis-Gemisch« (ebd., S.144) bezeichnet. Auch hier finden wir den Gedanken, dass es Erlebtes und Erfahrenes gibt, das nicht planbar, eindeutig zuzuordnen, kontrollierbar ist und dass es gerade *diese* Qualitäten im Leben sind, die uns lebendig erhalten.

In eine ähnliche Richtung gehen die Gedanken von Sherry Turkle (2019). Sie kritisiert die idealistischen Hoffnungen in die von ihr »Empathie-Maschinen« genannten Apps. Während sich immer mehr Menschen mit Kontaktsurrogaten zufrieden gäben, sei die Empathie im realen Kontakt dabei, drastisch zurückzugehen. Dabei spricht sie neben den sich immer mehr verbreitenden Videosprechstunden auch digitale Apps mit Spracherkennung an. Gemeinsam ist all diesen Kontaktformen, dass sie durch Technik vermittelt werden und keine Präsenzkontakte darstellen.

Ihre Ingenieurs-Kolleg*innen am MIT, so Turkle, seien von der Vorstellung geleitet, dass unser aller Leben durch Technologie immer »reibungsloser« ablaufen könne. Turkle stellt zu Recht in Frage, ob dies überhaupt wünschenswert sein kann, gerade vor dem Hintergrund der entwicklungspsychologischen Erkenntnis, dass Frustrationstoleranz und Bedürfnisaufschub ganz entscheidende Lernerfahrungen im sozialen Kontext darstellten. Auch Psychoanalytiker selbst seien angesichts der enorm verführenden Kraft der Technologie, etwa in der Fernbehandlung via Skype, ihrer Erfahrung nach keineswegs davor gefeit, sondern erlägen ihr zunehmend. Empathie aber, so Turkles Schlussfolgerung, sei immer an die Präsenz, an die körperliche Näheerfahrung gebunden, im Gegensatz zu Interesse und Mitgefühl, das virtuell imitiert werden könne.

Schmidbauer (2020) formuliert das so: »Das kalte Denken geht immer vom Negativen aus und sucht Kontrolle um jeden Preis«. Er kritisiert den einseitigen, kontrollierenden Umgang mit der derzeitigen Corona-Pandemie. Das warme Denken hingegen, »orientiert sich an der Empathie. Es leugnet nicht die Gefahr, aber auch nicht die Tatsache, dass die meisten Menschen Vertrauen verdienen« (ebd., S. 16).

Zu dieser Einseitigkeit eines »Kontrollwahns« kommt hinzu, dass auch die aggressive Auseinandersetzung mit dem Therapeuten, also die Arbeit in und mit der sognannten negativen Übertragung elementar wichtig ist, um einem Patienten die Erfahrung zu vermitteln, dass sein Gegenüber seine Affekte aushält, toleriert und verstehen will. Otscheret (2005) nimmt Bezug auf Winnicott (1974), wenn sie feststellt: »Paradoxerweise ermöglicht dabei ›die Zerstörung des Objektes‹ den Übergang von einem nur intrapsychischen Bezug auf den Anderen zu seiner Benutzung, d.h. zum Knüpfen einer Beziehung zu einem Gegenüber, das objektiv als außerhalb des eigenen Selbst existierend wahrgenommen wird, als Wesen für sich« (ebd., S. 76). Diese Grenzsetzung ist ganz entscheidend für den Aufbau psychischer Struktur. Dies alles ist nur im Präsenzmodus erlebbar. Es geht um die *Anwesenheit des Anderen* als heilsames Agens. Entsprechend werden Traumata unwissentlich perpetuiert, wenn man viele Menschen zu schnell auf digitale Hilfsmittel verweist.

Auch wenn Kramer (2021) von der »Digitalen Couch« spricht, ist dies irreführend. DiGAs sind gerade das nicht. Er hält hingegen richtig fest: »Apps […] eignen sich dazu, diese Wartezeit zu überbrücken oder eine Therapie zu unterstützen« (Kramer, 2021, S. 124). Sie stellen, wie dann meist an versteckter Stelle lange hinter der Schlagzeile eingeräumt wird, lediglich eine »Krücke«, einen »Lückenbüßer« dar, der die mangelhafte Versorgung mit adäquaten Therapien im Gesundheitssystem verschleiert.

Digitalismus und die schleichende Gewöhnung

Zur sprachlichen Genauigkeit gehört auch, dass man den Anspruch vieler Befürworter rascher und umfassender Digitalisierung als Ideologie bezeichnen muss. Hardt (2019) spricht hier von »Digitalismus«, dem er den Globalismus und den Ökonomismus beigesellt. Vogl (2021) verweist auf die Oberflächenorientierung der Entwicklung: »Es geht weder um Beweis noch um Begründung, sondern um die Herstellung von Querverbindungen« (ebd., S. 136). Die oben genannten Ideologien, die eigentlich eine einzige sind, gerieren sich allesamt alternativlos und stark kolonialistisch. Allen Apologeten des Digitalismus wie etwa Ray Kurzweil, so Hardt (2019), ginge es um eine Annäherung des Menschen an Göttliches, ja die Unterwerfung des Universums unter die Kontrolle intelligenter Maschinen. Hier wird der eigene Wunsch nach Omnipotenz auf die Macht der Maschinen übertragen.

Letztlich können wir eine einerseits schleichende, da in immer mehr Lebensbereiche eindringende, jedoch andererseits auch mittlerweile stark beschleunigte Wandlung der Kultur beobachten. Das Denken und die Sprache ändern sich, je mehr digitale Medien uns umgeben, je selbstverständlicher ihr Gebrauch und die Überzeugung von ihrem Nutzen sich ausbreitet. Dies ist sensibel wahrzunehmen und kritisch zu begleiten. Und zwar aus einfachen, naheliegenden und aus anderen

Problembereichen des öffentlichen Lebens auch bekannten Beobachtungen heraus.

Dazu ein Beispiel:

So wie wir uns in den vergangenen 70 Jahren an die zunehmende Nutzung von Autos gewöhnt haben, gewöhnen wir uns auch an die zunehmende Digitalisierung des Alltags. Wer etwa täglich mit dem Auto zur Arbeit und zurück, zu Freizeitaktivitäten und in den Urlaub zu fahren gewohnt ist, nimmt nicht mehr wahr, was um ihn herum in der Natur vor sich geht, er wird von allem abgeschirmt: welche Schäden Menschen und Tiere durch Verkehrslärm erleiden, welche Schadstoffe Luft, Böden und Gewässer verunreinigen, was mittlerweile zum sechsten großen Artensterben auf unserem Planeten führt. Wer nicht mehr wahrnimmt, wie es außerhalb seiner Blechkiste riecht, nimmt wenig wahr. Wer sich nicht aktiv körperlich in Bewegung versetzt, sondern seinen Körper bewegen lässt, verliert allzu schnell den Bezug zur natürlichen Umwelt. Wer nimmt nun das Vogelzwitschern der verbliebenen Singvögel wahr, wer sieht die Marder, Füchse und Vögel, wenn nicht meist als Verkehrsopfer plattgefahren vor sich auf der Fahrbahn? Und hören wir noch etwas außer unserer Lieblingsmusik, die uns jederzeit umgibt?

Ich ziehe diesen Vergleich heran, um zu verdeutlichen, wie sehr wir wiederum geneigt sind, eine Trennschicht, eine anästhesierende Wattewolke um uns zu kreieren, diesmal nicht aus Blech und fossilen Brennstoffen, sondern aus Bits und Bytes. Gerade die Bequemlichkeit von digitalen Tools, die so oft gerühmt wird, stellt selbst eine Gefahr dar. Aus unserer Arbeit als Psychotherapeut*innen wissen wir, dass es auch eine Angst des Therapeuten vor seinen Patienten gibt (Zwiebel, 2007). Wieso sollte die nicht mit Hilfe von digitalen Gadgets »ausagiert« werden?

Beide Beteiligten des Unternehmens Psychotherapie werfen ihre Persönlichkeit, ihr Wissen und ihre Lebenserfahrung in die Waagschale, um es zum Erfolg zu führen. Es liegt in der Natur des Seelischen, dass es keine festgefügten Lösungen für alle Betroffenen einer psychischen Problematik geben kann. Es geht immer um personalisierte Lösungen. Von dieser Mühsal scheinen digitale »Fernkontakte«, Apps und anderes zu entbinden. Alle Tools scheinen eine Art Abkürzung« nahezulegen, die scheinbar schneller zum Ziel führt.

Dabei wird vergessen, dass das Ziel einer Psychotherapie oft der gewundene Weg des gemeinsamen Bemühens um Verständnis ist, auf der Basis der Erfahrung, mit einem lebendigen Anderen (im selben Raum) emotionale Erfahrungen zu machen und zu verinnerlichen. Dass dann irgendwann auch die anfangs gesteckten Ziele, explizit gemacht oder implizit zu erahnen, erreicht werden, ist in der Erfahrung von analytischen Psychotherapeut*innen oft eine erfreuliche Begebenheit, aber eben nicht das Wesentliche der ganzen Unternehmung. Vor allem sind die Wege, auf denen die therapeutischen Ziele erreicht werden können, im Detail immer unvorhersehbar. Es ist dies die Essenz einer prozessorientierten, beziehungsorientierten, humanistischen, psychodynamischen Psychotherapie.

All dies geht in der Diskussion um Zahlen und Statistiken, um Wirtschaftlichkeit und digitale Aufrüstung völlig unter. Damit droht aus dem Bewusstsein von Verantwortlichen und auch Behandler*innen zu verschwinden, was seit der Zulassung der psychotherapeutischen Verfahren in die Kassenärztliche Versorgung ungeschriebenes Gesetz zu sein schien: Wer als Mensch in psychische Not gerät, hat das Anrecht darauf, einem in einer Methodik des Helfens ausgebildeten Menschen zu begegnen, der ihn versucht, möglichst umfassend wahrzunehmen, anzunehmen, zu verstehen und adäquat nach gegebenem wissenschaftlichem Standard zu behandeln.

Mit der Erwähnung der Wissenschaftlichkeit an dieser Stelle hat es eine besondere Bewandtnis: Viele der gerade zugelassenen »Psycho-Apps« der digitalen Gesundheits-Apps, lassen bislang eine umfassende wissenschaftliche Erforschung ihrer Wirksamkeit vermissen (Jedraßczyk, 2021). Diese soll sich im Patientenkontakt erweisen, der Patient wird so zum »Versuchskaninchen« (ebd., S. 10). Dies ist ethisch nicht vertretbar. Daher haben die Berufsverbände und auch einige Kassenärztliche Vereinigungen bereits dagegen protestiert.

Menschliches »Verstehen« meint im Übrigen etwas, was von menschlichen Kontakt simulierenden oder suggerierenden Apps oder Ähnlichem nie hergestellt werden kann. Verstehen, so Lesmeister (2017), ist etwas, das aus dem Eros der Begegnung, also der »Chemie« einer persönlichen Beziehung entstammt. Dazu benötigt es auch eines »Begehrens« auf der Seite des Therapeuten. Die Rede ist nicht von einer sexuell-erotischen Leidenschaft, sondern vom Interesse des Therapeuten an den unbewussten Konflikten des Patienten. Man will etwas über diesen in Erfahrung bringen. Eine App kann dies bestenfalls imitieren.

Die Sprache des Mythos: Amor und Psyche

Auch aus mythologischer Sicht, die uns für gewöhnlich allgemeingültige Weisheiten überliefert, gibt es einen gewichtigen Beitrag zum Verständnis dessen, was die Seele braucht. Beispielsweise das Märchen *Amor und Psyche*, hier in der Deutung von Jung-Schüler Erich Neumann. Amor, das römische Pendant zum griechischen Gott Eros, ist in seiner Entwicklung auf die Begegnung mit Psyche angewiesen. Psyche steht in der Beziehung der beiden für den Pol der Bewusstwerdung. Dass sich Eros als die versinnbildlichte Vorstellung von Bezogenheit und Sinnlichkeit mit dem Erkenntnisorgan der Psyche vereinen muss, um wachsen zu können, verweist in unserem Zusammenhang darauf, dass therapeutische Beziehung sowohl Bezogenheit wie auch Bewusstheit benötigt. Die eher dem Unbewussten zugeordneten emotionalen und triebhaften Kräfte, die Menschen aneinander binden, und die Reflexion derselben durch die bewussteren Vorgänge Denken, Sprechen und die Schaffung von Symbolen, etwa in Form von Metaphern, Bildern, wie sie sich auch in Kunstwerken ausdrücken, wirken zusammen. Psychotherapie kann letztlich also niemals eine von unplanbaren, unliebsamen oder neurotischen Elementen bereinigte menschliche Beziehung werden. Ist man analytischer Psychotherapeut, steht man immer auch mit einem Bein in Enactments, im unbewussten Mitagieren, im Noch-nicht-verstanden-Haben. Der oft mäandernde Kurs, das Auf und Ab von Entwicklungsprozessen in einer Psychotherapie, ganz ähnlich der Persönlichkeitsentwicklung sonst auch – dies alles sind unabdingbare Merkmale psychodynamischer Psychotherapie, ganz im Gegensatz zur operationalisierten Differenzierung in Entweder-Oder-Lösungen modularer Therapiebausteine, Fragebögen oder digitaler Apps.

Auch reines Bewusstsein allein ist nicht lebensfähig: Psyche braucht Amor, um real zu werden, um verkörpert zu leben, um in eine Beziehung (auch zu sich selbst) zu gelangen. Das Entweder-Oder der Digitalität will Zweifel ausräumen, es will die Unsicherheit, die auch zum Leben gehört, nicht aushalten, sondern betäuben und zuschütten.

Warum es digital nicht funktionieren kann

Dies alles macht sehr klar, dass Therapie kein reiner Austausch von Informationen ist. Es geht um oft subliminale unbewusste Prozesse, in die sich Therapeut*in und Patient*in zunächst auch verstricken müssen, um daraus Erkenntnis zu gewinnen. Therapie ist selten bis nie eine glasklare Angelegenheit von Geben und Nehmen. Klar sind lediglich die ethischen Grenzen therapeutischen Verhaltens. Doch das, was ein Patient meint, aus einer Therapie mitnehmen zu wollen und zu können, ist selten das, was er bekommt und was ihm oder ihr helfen kann. Es ist also auch hier weitaus komplexer als es simple Vorstellungen von einer algorithmisch zu programmierenden Interaktion nahelegen.

Ein weiteres, extremeres Beispiel sind Patient*innen, die aufgrund ihrer Psychodynamik immer Ablehnung von anderen, also auch von Seiten des Therapeuten provozieren, ihr Leid so aktiv in der therapeutischen Beziehung zur Darstellung bringen. Das Durcharbeiten solcher Dynamiken dauert oft lange, aber es kann dazu führen, dass Patienten erstmals erkennen, was ihren eigenen Anteil am Zustandekommen ihres Leidens ausmacht. Unbewusstheit als Grundlage psychischer Problemlagen anzunehmen, bedeutet immer wieder nicht zu wissen, welches das Leid des Patienten eigentlich ist. Die Schilderungen von Symptomen können immer nur ein Hinweis, ein erster Eindruck sein, der zu Hypothesen über Ätiologie und Krankheitsverlauf führt. Ein gradliniger Rückschluss von Symptomen auf Auslöser und umgekehrt auf die geeigneten therapeutischen Interventionen ist meist nicht möglich. Psychotherapeut*innen arbeiten immer hypothesengeleitet und müssen ihre eben noch sinnvollen und gültigen Annahmen oft revidieren. Damit aber zeigen sie jene Empathie und Flexibilität, die dem Gesundungsprozess der Patient*innen zugute kommen kann. Schmidbauer (2011) stellt klar: »Empathie ist eines der wichtigsten Hilfsmittel, andere Menschen nicht zu kränken, aber auch, wenn das geschehen ist, einen Ausweg zu finden. [...] In der manischen Identifizierung mit seinen technischen Hilfsmitteln aber wird der Mensch zum ›Prothesengott‹, wie Freud sagt« (ebd., S. 62). Damit aber sind die Vorstellungen von klaren Zuordnungen, hierarchischen Entscheidungsabläufen und klarem Entweder-Oder, wie dies das digitale Denken oder die Übersetzung in eine Programmierung oder ein schematisiertes Vorgehen fordert, gemeint.

Dazu kommt: Wandlung in der Psychotherapie »ereignet« sich, sie hat etwas nicht Greifbares, oft Überraschendes an sich. C.G. Jung (2005): »In den großen Krisen des Lebens, in den supremen Augenblicken, wo es sich um Sein oder Nicht-Sein handelt, da helfen die kleinen suggestiven Kunststücke nicht, da ist der Arzt mit seinem ganzen Sein herausgefordert« (ebd., S. 138). Maio (2020) unterstreicht die Rolle der Zuwendung und des Verstehens bei der Freisetzung zuvor dem Patienten selbst unbekannter Ressourcen und Bewältigungsstrategien. Deshalb müsse man sich Zeit und Raum für Gespräche und vor allem für ausgiebiges Zuhören nehmen!

Erfahrungen aus der Berufspolitik

Vor fast zehn Jahren habe ich langsam begonnen, berufspolitische Themen für mich zu entdecken. Ich übernahm Verantwortung sowohl im Kontext von Instituten, die Psychotherapeut*innen ausbilden, als auch in berufsständischen Organisationen, die die Stimme der selbstorganisierten Psychotherapeut*innenschaft darstellen. Ich lernte den Gesprächskreis II kennen, in dem ca. 40 Verbände von Psychotherapeut*innen zusammen gefasst sind, wie auch die für mich heimische Kassenärztliche Vereinigung Bayerns. Ich nahm an vielen Sitzungen teil, verfasste Protokolle, war an Petitionen und Stellungnahmen beteiligt, führte persönliche Gespräche mit Verantwortlichen. Vor allem aber konnte ich die Atmosphäre in vielen Sitzungen wahrnehmen – wie sie sich für mich anfühlte. Oft war ich schnell erschöpft vom Formalismus der Abläufe, von endlosen Darstellungen, abstrakten Themen und Diskussionen. Es schien schwierig, den therapeutischen Alltag mit dem trockenen Geschäft der Berufspolitik in Einklang bringen zu wollen. Ich wunderte mich nicht, dass sich nur wenige jüngere Psychotherapeut*innen für dieses »Geschäft«, noch dazu ein größtenteils ehrenamtliches, interessierten.

Gerade für psychotherapeutische Fachverbände ist es nicht einfach, Vertreter für ihre Gremien zu finden. Viele Therapeut*innen sind durch ihre alltägliche Praxistätigkeit gänzlich ausgelastet und eher abgeschreckt von langen Sitzungen mit schwierigen und vielschichtigen Themen. Ich nahm die in der Berufspolitik Engagierten einerseits immer mit einer Mischung aus Bewunderung, vielleicht auch ein wenig Neid und andererseits mit Ungläubigkeit angesichts ihres unbeirrten Interesses und ihrer Leidenschaft wahr. Denn es sind wahrhaftig dicke Bretter, die hier gebohrt werden (müssen). Es gibt viele Rückschläge und oft geht es vor allem darum, der Politik klarzumachen, welche Positionen Psychotherapeut*innen haben, welche Arbeit sie eigentlich machen und wo ihre Grenzen sind, wie die Folgen von immer neuen Regelungen und Vorgaben in der Praxis aussehen. Immer wieder können die drastischsten Entwicklungen und Fehlentwicklungen abgefangen oder verhindert werden. Die Stimme der Psychotherapeut*innen ist da und verschafft sich Gehör. Dennoch: Derzeit scheinen es mir häufiger Rückzugsgefechte zu sein, die sich die berufsständischen Vertreter mit der Politik liefern. Es ist eine zunehmend frustrierende Angelegenheit gerade für tiefenpsychologisch-analytische Kolleg*innen, erleben zu müssen, dass ihre grundlegenden Prinzipien, wie sie für ihre Arbeit gelten, und zwar sowohl in inhaltlicher wie auch formaler Hinsicht, kaum mehr Gehör zu finden scheinen. Sie beobachten, wie ihr Blick auf Patient*innen und deren Erkrankungen sowie deren Ursachen von vielen nicht geteilt wird und dass in der Berufspolitik oft sehr nüchterne, sachbezogene Argumentationslinien dominieren. Dies kann als innere Spaltung empfunden werden, was die Arbeit in Gremien möglicherweise für viele so schwer erträglich macht. Psychotherapeut*innen reden also mit, aber meist nur, wenn es die regelhaften Abläufe der Gremienarbeit so fordern oder ermöglichen.

Um es festzuhalten: Es ist gut für psychisch erkrankte Mitmenschen, dass das Gesundheitssystem in Deutschland ihnen Unterstützung zukommen lässt: Psychotherapie in den zugelassenen Verfahren ist eine Kassenleistung. So weit, so erfreulich! Der Anteil am Volumen der Ausgaben im Gesundheitssystem beträgt trotzdem lediglich nur wenige Prozentpunkte. Der Seele wird also nicht all zu viel Raum zugestanden, obwohl bekannt ist, dass eine Vielzahl von alltäglichen auch somatischen Beschwerden psychisch zumindest mitbedingt ist.

Dass gerade psychodynamische Psychotherapeut*innen über besondere Expertise hinsichtlich der Bewertung gesellschaftlicher Entwicklungen verfügen, wird verschiedentlich benannt. Der Psychoanalytiker Jürgen Hardt (2011) beschrieb schon 2006 als Präsident der Hessischen Psychotherapeutenkammer, dass »wenn wir erst einmal anfangen, bei öffentlichen Angelegenheiten mitzureden, dann stellen wir fest, dass wir etwas zu sagen haben und dass wir gehört werden, wenn wir es wagen, uns zu äußern« (ebd., S. 274). Für ihn sind es »Fragen nach den leitenden Menschenbildern der Gesellschaft, nach dem Sinn und Lauf des Lebens, nach dem richtigen Leben, dem Platz des Individuums in der Gesellschaft, aber auch die Frage nach der Wahrheit, dem Platz des Verstehens und dem Sinn von Wissenschaft« (S. 274f.), die sich Psychotherapeut*innen stellen sollten. Hardt sagte in einem seiner letzten öffentlichen Auftritte (2020b) über seine Erfahrungen in der Berufspolitik: »Es ist eigentlich ein Geschachere [...], dann habe ich angefangen zu merken, Mensch, Du lebst ja in einer politisch organisierten Wirklichkeit.« Zum (in den Medien überwiegend positiv konnotierten) Homeoffice in Coronazeiten (»wir kommen voran mit der Digitalisierung«) merkte er an: »Es ist viel schlimmer, wenn eine Mutter körperlich anwesend ist und ist innerlich abwesend, weil sie mit etwas anderem beschäftigt ist, als wenn sie abwesend ist. Dazu gibt es sehr viel Literatur, englische Literatur.«

Apps und Co

Die Player stellen sich neu auf

Die Depressions-App »Selfapy« wird mit den Worten beworben: »Wir unterstützen Menschen mit psychischen Erkrankungen – durch eine digitale und flexible Lösung. Selfapy möchte den Zugang zu Therapie für alle möglich zu machen. Zu jeder Zeit und von überall« (https://www.selfapy.com/de/ueber-uns). Danach wird sofort zum Weiterklicken auf »Unsere Online-Kurse« verwiesen. Der modern aufgemachte Flyer wirkt so, als bewerbe er ein Wellness-Produkt. Junge und glücklich ausschauende Menschen bewerben einen »Depressions-Kurs«, der Teil der gesundheitlichen Regelversorgung ist. Psychotherapie wird als etwas dargestellt, dass man konsumieren kann, dass man »angeht« und »abarbeitet«, dann wird alles besser. Es wird suggeriert, dass ein Online-Kontakt eine persönliche Therapeut-Patient-Beziehung ersetzen kann. Es wird davon gesprochen, dass die langen Wartezeiten auf einen Therapieplatz nun umgangen werden können. Doch wie, wenn am Ende kein Mensch Rede und Antwort steht? Alles soll unkompliziert geschehen, es wird ein »Infogespräch« angeboten, der Arzt darf verordnen, ein Code kann eingelöst werden. Für den Notfall werden eine Reihe junger Psycholog*innen vorgestellt, die man kontaktieren könne. In Dialogen mit der App werden dem Patienten Anregungen gegeben, Fragebögen vorgelegt, gedankliche Muster hingefragt, alles auf der Basis der kognitiven Verhaltenstherapie (vgl. https://www.selfapy.com/de).

Das völlig widersprüchliche und fachlich nicht korrekte Labeling ist Programm. Wenn zunächst von einer Therapie gesprochen wird, wenn von einer Alternative zur Therapie gesprochen wird, wenn gleichzeitig ein »Kurs« angeboten wird, eben keine Therapie, so mag man sich am Ende fragen, worum es eigentlich geht. Rechtlich gesehen, darf man das Angebot freilich nicht »Therapie« nennen, nichtsdestotrotz taucht der Begriff verdächtig häufig auf. Ein Schelm, der Böses dabei denkt.

Bei »Selfapy« ist selbst der Name der App ein Symbol für die komplette Identifikation der Macher mit neoliberalen Ideen der ständigen Verbesserung und Optimierung des »Selbst« (self), der Begriff Therapie kommt interessanterweise nur noch mit einem »apy« vor. Es soll suggeriert werden, dass Hilfe überall und schnell zur Stelle ist. Was die App angeht, so trifft dies zu. Nur: Ist dies die Hilfe, die die Menschen wirklich suchen und vor allem, ist es diejenige, die sie brauchen und die sie gesünder macht? Menschen brauchen Menschen, kein Gerät!

»Selfapy« ist vom Namen her also eine Marke, die durch Anklänge an symbolträchtige Begriffe des Postmodernismus, den allgemeinen Ermächtigungs- und Effizienzgedanken auf den Bereich der Psychotherapie auszuweiten sucht. Man betont nicht, was angemessen wäre, dass Apps in Einzelfällen sicher eine gute Hilfe zur Selbststrukturierung sein können. Dass sie in Gebieten mit schlechter Versorgung eine vorübergehende Alternative zur Präsenztherapie sein können. Nirgendwo ein Wort darüber. Bescheidenheit ist keine Zier mehr.

Natürlich wird auch nicht, wie dies Psychotherapeut*innen verpflichtet sind zu tun, über alternative Behandlungsmethoden aufgeklärt. Auch nicht darüber, dass solche Apps aus Sicht der tiefenpsychologischen Schulen mit ganz erheblichen Nachteilen verbunden sind. Es werden also Hoffnungen gemacht, Erwartungen aufgebaut, schließlich handelt es sich um ein »Produkt«, das es zu bewerben gilt. Ein Verständnis von Therapie als gelingender Begegnung, als einer Gelegenheit, eigenes Leid und dessen Ursachen zu erkennen, indem man sich auf eine vertrauensvolle Beziehung zu einem anderen Menschen einlässt – Fehlanzeige. Doch psychologische Störungen sind Beziehungsstörungen, nicht allein mit »falschem Denken« zu erklären. Wieso kommt es denn zu diesem falschen Denken, den berühmten »Glaubenssätzen«, sollte gefragt werden. Deutlicher als in keinem Bereich zeigt sich hier, wie mit Anschlussfähigkeit an den Zeitgeist wie von alleine Kasse zu machen ist!

Ziel eines anderen Programms namens »Moodgym« ist es, durch Übungen negative Gedankenmuster zu erkennen und durch neue positive zu ersetzen, indem man sich selbständig durch das Programm arbeitet. Das Programm stammt aus Australien und ist eine deutsche Adaption. Man kann die einzelnen Bausteine so lange und intensiv bearbeiten, wie man möchte. Wichtig ist, dass man die Erkenntnisse und Übungen im Alltag auch ausprobiert und regelmäßig trainiert. Denn wie in der Muckibude ist es auch bei diesem Training: Nur das regelmäßige Training kann zum gewünschten Erfolg führen. Und: Veränderung braucht eben ihre Zeit! Fraglich, wie man die dazu notwendige Disziplin in einer depressiven Episode ohne realen menschlichen Kontakt aufbringen können soll (vgl. https://www.moodgym.de). Die Compliance wird folgerichtig übrigens noch wenig untersucht.

Es ist richtig, dass »Moodgym« in seinen Bedingungen eindeutig darauf hinweist, dass »die zur Verfügung gestellten Informationen […] nur für Zwecke der Information [!] und der Kompetenzentwicklung vorgesehen [sind]. Die Seite sei »nicht dafür konzipiert […] psychische Störungen zu behandeln« (https://www.moodgym.de).

Der Eindruck, der jedoch entsteht und auch von der Presse aufgenommen wird, ist, dass es sich sehr wohl um Vorstufen von Therapie oder alternative Behandlungsangebote handelt (vgl. Kramer, 2021).

Man kann sich anderslautenden Geschäftsbedingungen zum Trotz eben nicht darauf verlassen, *wie* Patient*innen oder Kund*innen diese Apps nutzen und vor allem, wie sie sie erleben. Das Verfahren erinnert an das Abstellen der Kinder vor dem Fernseher, wenn man gerade andere Dinge im Sinn hat oder zu gestresst ist. Ein persönlicher Zugang zum realen Anderen wird jedenfalls zunächst nicht gewährt. Mit der Implementierung und Zulassung dieser Angebote wird implizit eingestanden, dass man zu wenige psychotherapeutische Angebote bereithält und dieses Angebot vermutlich auch zu hochschwellig aufgestellt ist, das heißt, die Menschen trauen sich nicht, Psychotherapie in Anspruch zu nehmen, lassen sich abschrecken von langen Wartezeiten auf einen Therapieplatz. Diese Problematik verschärft sich nun durch die Folgen der Corona-Pandemie nochmals gravierend.

Die *Süddeutsche Zeitung* vom 21./22.02.2021 stellt dazu fest, dass der Bedarf an Psychotherapie trotz neuer Zulassungen vor allem in Form von hälftigen Versorgungsaufträgen gerade angesichts des stark zunehmende Psychotherapiebedarfs bei weitem nicht gedeckt werde. Die Anpassungsprozesse der Politik dauerten zu lange, um flexibel reagieren zu können (s. Rothhaas, 2021).

Doch zurück zu den Apps und noch einmal zugespitzt formuliert: Es ist im Prinzip so, dass mit dergleichen Apps das krankmachende System, in dem Menschen in immer mehr Lebensbereichen unter Leistungsstress stehen, nun noch auf den Gesundheitssektor ausgedehnt wird. Baldiges Funktionieren wird in Aussicht gestellt, indem eine Software für mich »funktioniert«.

Wer mag glauben, dass Menschen so *nachhaltig* geholfen werden kann? Geholfen wird auf diese Weise vor allem dem System selbst, dass immer neue Nischen von Erwerbsmöglichkeiten entwickelt und stetig wächst. Dies gilt in Deutschland umso mehr, als wir summa summarum ein dichtes Netz von therapeutischen Einrichtungen vorhalten. Wer jetzt abwiegelt und betont, dass es doch nur um Überbrückung einer offensichtlichen Not und um einen Baustein der Digitalisierung geht, dem muss einerseits geantwortet werden, dass das dahinterstehende Menschenbild problematisch ist, das heißt, als Probleme verursachend angesehen werden muss, und andererseits geht es selbstverständlich um eine allumfassende gesellschaftlich-wirtschaftliche Bewegung Richtung Ökonomisierung und Digitalisierung. Kontrolle, Entsolidarisierung, Spaltung der Gesellschaften sind die bereits sichtbaren Anzeichen der Folgen einer nicht zu Ende gedachten Allianz von »Kapital und Ressentiment« (vgl. Vogl, 2021).

Dass der Gang zum Psychotherapeuten schon einen großen Schritt in Richtung Heilung darstellt, kommt daher, dass er Selbstüberwindung erfordert, bereits eine Selbstermächtigung darstellt und einen Vertrauensvorschuss erfordert, was eine App-Nutzung eben nicht tut. Zur Lösung von meist zwischenmenschlichen Problemen oder Problemen mit sich selbst Kontakt zu einem realen Anderen aufzunehmen, ist, das liegt angesichts der Logik der interpersonalen Mitbedingtheit dieser Störungen auf der Hand, bereits Teil der Lösung. Insofern sind auch zu unkritische Presseberichte wie etwa der Artikel von Graf (2021) in der *ZEIT* vom 24.02.2021, den er euphorisch-technikgläubig »Der Therapeut in der App« nennt, alles andere als hilfreich. Flapsig wird festgestellt: »Mit Blick auf die wissenschaftliche Evidenz gibt es durchaus Luft nach oben.« Man stelle sich eine solche Einschätzung bei anderen medizinischen Produkten oder Medikamenten vor, ohne diese Evidenz hätten sie überhaupt keine Chance auf Zulassung! Wieso wird bei Produkten für psychisch Kranke weniger genau geprüft? Wieso werden psychisch Kranke hier nicht ebenso gut geschützt?

Anfang 2021, zum Zeitpunkt der Erstellung dieses Manuskripts, sind bereits einige Digitale Gesundheitsanwendungen (DiGAs), so der neutralisierende Begriff des Bundesministeriums für Gesundheit, akkreditiert und werden von den Krankenkassen vertrieben. Auch für den Bereich psychischer Erkrankungen. Es handelt sich zum Teil um von den Kassen selbst in Auftrag gegebene Software-Entwicklungen, teils um Start-Ups, die sich um die Anerkennung bemüht haben.

Die Kommerzialisierung des Gesundheitsmarktes drückt sich auch darin aus, dass diverse Apps kurz nach ihrer Zulassung durch den Gesetzgeber bereits Preissteigerungen um mehrere 100 Prozent aufwiesen! Wir erkennen das Muster: Digitalisierung pusht Ökonomisierung, Ökonomisierung pusht Digitalisierung. Von einer großen deutschen Krankenkasse hört man, dass sie angesichts dieser »Goldgräberstimmung« zunehmend skeptisch wird, weitere Kostenfallen werden befürchtet. Schließlich sind die Krankenkassen dazu angehalten, vernünftig und wirtschaftlich mit den ihnen anvertrauten Beiträgen umzugehen.

Wie eine Untersuchung der Stiftung Warentest aus jüngerer Zeit (*Test*, 7/2019) zeigt, ist die Qualität der angebotenen Apps als sehr unterschiedlich anzusehen. Zu einigen der Angebote kann man nicht wirklich raten. Unter dem Titel »Digital raus aus dem Tal« wurden sieben Anti-Depressions-Apps geprüft, nur drei davon wurden als »empfehlenswert« betrachtet. Die Apps funktionieren vor allem über Stimmungstagebücher, Übungen, Audiodateien, Ausfüllfelder und verschiedentlich auch über ergänzenden Kontakt zu einem real existierenden Psychotherapeuten. Einige der Anwendungen kommen eher akademisch, andere eher jugendlich-interaktiv daher. Vier der Programme wiesen allerdings keinen guten Datenschutz auf. Stiftung Warentest stellte auch fest, dass die »Profis vor Ort« für eine Diagnose wichtig seien. Eine recht schwache Formulierung angesichts der Gefahren einer fehlerhaften Behandlung. Es entsteht der Eindruck, dass die »soft facts«, die schwer zu fassenden Symptome einer psychischen Erkrankung, nahelegen, dass man sich ihnen auch mit einer hemdsärmeligen Vorgehensweise nähern kann. Für den mindestens zehn Jahre ausgebildeten Psychotherapeuten (Studium plus Ausbildung) gilt: Ohne eine oder besser mehrere persönliche Begegnungen sind Diagnosestellung und Behandlungsplanung überhaupt nicht möglich.

Digitale Gesundheits-Apps werden am Patienten erprobt und beforscht, bei jedem anderen Produkt wäre das ein Skandal. Sogar die Testung der neuen Impfstoffe gegen die Covid-19-Infektion wurde bei aller gebotenen Eile gründlicher vorgenommen. Was nicht heißen soll, das illegal gehandelt wird. Nein, das Vorgehen wurde durch im Schnellverfahren durchgeboxte Gesetzesneuerungen abgesichert. Illegitim sind manche der Rahmenbedingungen aus meiner Sicht dennoch und müssen daher dringend nachgebessert werden. Hier leisten die Berufsverbände der Psychotherapeuten viel, es wird zeitnah und widerständig reagiert und dies auf hohem fachlichem und argumentativem Niveau (Beispiele: Resolutionen des GK II vom 24.10.2020 oder die Pressemitteilung der DGPT vom November 2019 zum DVG [Digitalen Versorgungsgesetz]). Leider sind viele der Einwände letztendlich nicht berücksichtigt und die Gesetze verabschiedet worden.

Psychotherapeutische Diagnosestellung

Nicht erst seit dem »intersubjective turn« der Psychoanalyse, also der Fokussierung auf eine »Zwei-Personen-Psychologie«, dominiert die Erkenntnis (vgl. Orange et al., 2001), dass sich eine nachhaltige Behandlung der je spezifischen Therapeut*in-Patient*in-Beziehung verdankt. So ist die Diagnose zu Beginn ein Ergebnis nicht nur einer Befragung des Patienten, sondern sie basiert für Tiefenpsycholog*innen vor allem auf der sich entwickelnden interpersonalen Szene zwischen den beiden Beteiligten und den spontan auftretenden sogenannten Gegenübertragungsreaktionen beim Therapeuten. Vereinfacht gesagt, stellen die beim Therapeuten auftretenden Affekte und Einfälle eine Widerspiegelung der unbewussten Affekte und seelischen Regungen des Patienten dar. Dementsprechend betonen auch die Formulierungen in den Psychotherapierichtlinien (2009) die Bedeutung der therapeutischen Beziehung – unter § 4 Absatz 3 wird festgestellt: »In der psychotherapeutischen Intervention kommt, unabhängig von der Wahl des Therapieverfahrens, der systematischen Berücksichtigung und der kontinuierlichen Gestaltung der Therapeut-Patient-Beziehung im Einzel- wie im Gruppensetting eine zentrale Bedeutung zu.«

Was geschieht mit diesen Vorgaben unter den Bedingungen der Digitalität? Wie können sich Apps als alternative Behandlungswege etablieren? Wieso werden nicht stattdessen entsprechende Zulassungsmöglichkeiten für fachliche ausgebildete Menschen ausgeschrieben? Für die im weiteren geplanten Apps werden, wie man hört, bereits hunderte von Millionen Euro, wenn nicht gar Milliarden eingestellt werden müssen. Davon kann man tausende Psychotherapeut*innen beschäftigen. Aber dem mittlerweile durch viele Alltagsroutinen an Apps gewöhnten Mitbürger soll offenbar weisgemacht werden, dass sich auch der psychotherapeutische Kontakt (fast) rein digital ersetzen lässt.

Man muss gar nicht unterstellen, dass rein monetäre Gründe vorliegen, die diese Entwicklung befördern. Sicherlich ist der Grundgedanke, Abläufe zu erleichtern und Menschen helfen zu wollen, ehrenhaft und oft auch der politische Wille. Wie an anderer Stelle ausgeführt, ist jedoch mit dem Aufkommen neuer Wege in der Gesundheitsversorgung gerade im Psychotherapiebereich aus vielerlei Gründen nicht davon auszugehen, dass diese greifen können. Die dominierende Sichtweise auf psychische Erkrankungen ist immer mehr durch das verhaltenstheoretische und -therapeutische Paradigma charakterisiert und damit einseitig. Diese Sicht entspricht im Zeitalter von Digitalisierung genau jenen Bestrebungen, menschliches Verhalten möglichst kontrollieren und mit genau vorhersagbaren wissenschaftlichen Modellen belegen zu wollen. Es geht um das, was Zierl (2021) bezüglich der um sich greifenden Ideale der Selbst-Perfektionierung so beschreibt: »Der Wunsch [...] nach ständiger Steigerung führt zur Entgleisung der Selbstverwirklichung. Weil sie immer neue, höhere Ideale erzeugt, an denen die Einzelnen immer wieder scheitern.«

Ich erinnere daran: Psychische Erkrankungen sind allzu oft auch ein Symptom für gesellschaftliche und kulturelle Fehlentwicklungen. Psychische Erkrankungen sind als Verhaltens- und Erlebensweisen ein Kontinuum, das erst in bestimmtem Ausmaß als krankheitswertig gilt. Psychische Erkrankungen sind nicht erst seit Syndromen wie ADHS, Mobbing und Burnout eine gesellschaftlich mit hervorgebrachte Erscheinung (vgl. Hillman & Ventura, 1999; Türcke, 2012).

Eine ähnlich problematische Entwicklung vollzieht sich geräuschloser im Hintergrund. Die finanzielle Förderung von Akuttherapien und Kurzzeitherapien soll dazu führen, dass Therapeut*innen Behandlungen schneller abschließen. Langfristige Behandlungen werden möglicherweise weniger oft geplant, auch wenn sie nötig sein sollten.

Um noch zu anderen »Sprachspielen« zu kommen: Der Ausdruck des »Erwartungsmanagements«, das im Zusammenhang mit der Corona-Impfkampagne der Bundesregierung nicht gut gewesen sei, soll auch in unserem Zusammenhang bemüht werden. Die Erwartung, die derzeit aufgebaut wird, von der Industrie ebenso wie von der Gesundheitspolitik, ist, dass die digitalen Tools und Apps und der Prozess der Digitalisierung der Praxen und des Praxisalltags eine grundlegend nachhaltigere und personalisiertere Versorgung nach sich ziehen werden. Dies ist aus vielen der dargelegten Gründe zumindest sehr fraglich.

Self-Tracking und Selbstenthüllung

Die neuen digitalen Psychotherapie-Apps verkennen, dass es persönliche Begegnungen braucht – den Menschen, nicht den standardisierten, entpersönlichten Anderen in Form eines Chatbots –, um in einer Begegnung positive und korrigierende seelische Erfahrungen machen zu können. Dies ist das innerste Wesen von Psychotherapie, wie sie sich versteht und selbst sieht. Auch Verhaltenstherapien, das mag vielleicht kolonialistisch und überheblich klingen, vielleicht aber auch anerkennend, speisen ihre Effizienz aus der Persönlichkeit ihrer Anwender (vgl. Grawe, 1994). Umso mehr gilt es, wachsam zu sein, wenn man Bestrebungen zu erkennen meint, diese Beziehung relativieren, abschaffen oder zu ersetzen zu wollen.

Digitale Apps im Psychotherapie-Sektor des Gesundheitswesens bauen wie alle anderen Apps der Self-Tracking-Bewegung auf die Freiwilligkeit der Selbstbeobachtung und Selbstbewertung, die bereits eine gute Zahl von Mitbürger*innen an sich vollzieht. Dabei werden gesundheitliche, sprich körperliche und auch psychologische Variablen übermittelt, ohne dass der Nutzer eine volle Kontrolle über den Verbleib und auch die Auswertungsziele der Anbieter erhält. Es fehlt auch die Phantasie über möglichen zukünftigen Missbrauch der selbst erhobenen Daten bei veränderter politischer Situation. Das »Ich werde gesehen, also bin ich« (Bauman, zit. n. Simanowski, 2014, S. 54) wird zum Mantra, das sowohl Selbstaktualisierung, Selbstvergewisserung und sogar Selbstentwicklung verspricht. Wobei, folgt man Simanowski, »Entwickler […] die kulturellen Implikationen ihrer technischen Erfindungen kaum einschätzen wollen oder können« (ebd., S. 64).

Das Unbehagen über die Möglichkeiten des Überwachtwerdens wird regelmäßig von der Neugier und der Lust auf weitere Selbstkontrolle und -optimierung übertönt. Dazu Schmidbauer (2011): »Der in seinem Selbstgefühl geschwächte Mensch sucht sich dadurch zu stabilisieren und seine Traumatisierungen auszugleichen, dass er sich an den höchsten Idealen orientiert und sich in ihrem Dienst aufreibt« (ebd. S. 29).

Längst sind auch die Geisteswissenschaften unter dem Label der »Digital Humanities« unterwegs zu einer Neubestimmung ihrer Selbstdefinition. Erkenntnisgewinn wird auch in der Soziologie oder Psychologie vor allem von großen

Datenmengen und deren Auswertung erwartet. Man spricht von einer Forschung von unten, wenn die um sich greifende Self-Tracking-Bewegung freiwillig Daten an Unternehmen und den Staat liefert. Jegliches Gefühl für eine Grenze zwischen öffentlichem und privatem Raum erodiert zunehmend. Bereits Ex-Google-Chef Schmid (vgl. Newman, 2009) hat dazu gemeint, dass man nichts zu Verheimlichendes tun sollte, wenn man die neuen Medien nutzt und versprach sich davon eine gläserne Gesellschaft ohne Schattenaspekte. Auch dies hat bereits Illich (2010) in den Siebzigerjahren problematisiert: »In the process, people are strengthened in their belief that they are machines« (ebd., S. 96). Natürlich hat eine Maschine keine Seele und keine Schattenaspekte, nichts zu Verbergendes, denn sie hat keine Ethik und keine Moral!

Self-Tracking, also die minutiöse, automatisierte Aufzeichnung etwa von Essverhalten, Schlaf, Bewegung und Körperfunktionen, die zur Reduktion von Kosten im Gesundheitswesen führen soll, führt jedoch eine Reihe von meist nicht bedachten Implikationen mit sich. Menschen, die sich in ihrem Verhalten weniger gesundheitsbewusst zeigen, bekommen zunehmend Probleme und werden mit Sanktionen wie Prämienerhöhungen der Versicherungen bestraft. Das Ganze bekommt den Charakter einer Umerziehung mit dem euphemistischen Etikett des »Nudging«. Dies unterläuft die Solidargemeinschaft, über deren Verschwinden an anderer Stelle geklagt wird. Wir begegnen erneut einem Menschenbild, das der Schwarzen Pädagogik folgt, eine seit Tiefenpsychologie und Reformpädagogik eigentlich überwunden geglaubte Ideologie.

Narzissmus statt Innenleben

Auffallend ist, dass die menschliche Neugier offenbar immer weniger auf das seelische Innenleben gerichtet ist als auf messbare Verhaltensäußerungen. Der Gebrauch digitaler Psychotherapie-Apps verfestigt so auch eher narzisstische Persönlichkeitsstrukturen. Menschen, die sich dem Selbstmanagement und der Selbstoptimierung verschrieben haben, fällt es oft schwer, sich mit den Grundbedingungen menschlichen Lebens abzufinden. Grenzen, Einschränkungen, Abschiede, Kränkungen, Endlichkeit sind ihnen ein Gräuel. Die Apps nun bieten der Phantasie der andauernden Selbstermächtigung Nahrung, fördern eher die psychische Pathologie, die sie vielleicht inhaltlich zu bekämpfen vorgeben. Auch depressive Entwicklungen können von einer narzisstisch strukturierten Persönlichkeit meist gut kaschiert werden. Schulz-Nieswandt (2019) dazu: »Der Homo Digitalis sucht im virtuellen Raum seine unendliche Ausdehnung als Selbstausrollung« (S. 53).

Nun gibt es bereits die erwähnte durchaus große Bereitschaft von Versicherungsnehmern, von Bürgern, ihren Krankenversicherungen per Tracking-Gerät Daten zur Verfügung zu stellen, oft gegen das Versprechen von Beitragsreduzierungen. Auch hier soll der monetäre Gewinn zur Mitarbeit erziehen, die Selbstbeobachtung optimiert, ein intraindividuelles Herr-Knecht-Verhältnis aufgebaut werden. Ich selbst treibe mich jetzt an, gesunde Daten liefern zu können, um damit Geld zu verdienen (zu sparen), als sei dies das ultimative Ziel im Leben. Gesundheit als Wert an sich wird verdinglicht und steht als Leistungsfähigkeit, Belastbarkeit und Resilienz im Mittelpunkt.

Bereits 2016 waren es beachtliche 28 Prozent der Bürger, die irgendwelche gesundheitlich relevanten Merkmale wie Bewegung, Ernährung, Körperfunktionen mit entsprechenden Apps verfolgten und protokollierten (https://www.healthcare-marketing.eu/medien/detail.php?rubric=Medien&nr=45018). Zumindest diese Klientel macht sich wenig Gedanken um die Sicherheit und Privatheit ihrer privaten Daten.

Es ist aber auch etwas im Spiel, dass Reckwitz (2017, S. 295) das »kuratierte Leben« nennt. Das Subjekt, so Reckwitz, mache sich selbst zum Objekt, inszeniere sein Leben, wie man Kunstwerke in einer Ausstellung zusammenstelle. Das Nicht-Widersprechen gegenüber dem Pfad-Tracking der Internetkonzerne oder den Angeboten des »Körper-Tracking« spreche dafür, dass sich Subjekte zunehmend in dieser Weise zu sich selbst verhielten. Das »Ungenügen an der Selbstverwirklichung« (Reckwitz, S. 342) führe zu einem »Imperativ der Selbstentgrenzung« (ebd., S. 343). Immerzu sei man auf der Suche nach Optimierung, Verbesserung, Beschleunigung. Dies steht wiederum im Widerspruch zu den bereits zitierten »facts of life« (Money-Kyrle, 1971), der Tatsache, dass sich alle Menschen mit Verlusten, mit Enttäuschungen, mit der Endlichkeit ihres Lebens auseinandersetzen müssen. Und eben genau daran auch wachsen können. Die Ideologie des Immer-Mehr und Immer-Besser kann demgegenüber dazu führen, dass immer weniger belastbare und reife Menschen heranwachsen und mit immer kindlicheren Erwartungshaltungen an das möglicherweise als »Große Mutter« (vgl. Neumann, 1997) empfundene Gesundheitssystem herantreten. Was zwangsläufig zu weiteren Enttäuschungen führen muss, die zur Entwicklung von immer neuen Surrogaten für echten menschlichen Kontakt und Zeit für die eigene Entwicklung führen. Auf diese Weise hält sich das System selbst am Leben. Verhindert werden Ambivalenzfähigkeit, Frustrationstoleranz, Demut und Achtung, unentbehrlich, dem Lauf des Lebens kreativ begegnen und mit Mitmenschen in echte Beziehung zu treten zu können.

Es ist fraglich, ob die Digitalisierung die Psychodynamik der Menschen verändert; sicher ist, dass unsere gegebenen Wünsche und Sehnsüchte in den digitalen

Raum projiziert werden (vgl. Schulz-Nieswandt, ebd., S. 34). Die zunehmende Entfremdung durch arbeitsteilige Beschäftigungen und Teilzeit-Beziehungen, durch Projektarbeit und örtliche Diffusität macht es immer schwerer, verlässliche Beziehungen und Bindungen zu entwickeln und aufrechtzuerhalten. Es bestehen zunehmend illusionäre Vorstellungen von Beziehungen und von der Liebe (vgl. Daum, 2020). Fasst man die Berichte von zunehmendem Rückzug in digitale Welten zusammen, gerade bei jungen Menschen und angesichts der Coronakrise auch immer mehr älteren Menschen, kann man mutmaßen, dass die Enttäuschung an und in der Realität kompensativ im Netz versucht wird zu verarbeiten.

Big Data und Datenschutz und weitere Probleme

Grundlegender Gedanke der Datensammler im Sinne von Big Data ist: Je mehr Daten, desto valider die Grundlage von Ergebnissen, desto leichter, überhaupt zu solchen zu kommen. Verwechselt werden dabei Quantität und Qualität. Wenn Roberto Simanowski (2014) in seinem Büchlein *Data Love* anmerkt, dass das Versprechen des Computational Turn für die Geisteswissenschaft lautet: »Neue Qualität durch mehr Quantität« (ebd., S. 115), so führt dies seiner Ansicht nach dazu, dass man »zu diesem Zweck Aussagen konsequent als Fakten behandeln, also ihrer kontextuellen Rahmung und Relation entziehen muss« (ebd.,S. 116). Dies wiederum führe dazu, dass jede »Prozessorientierung im Sinne des allmählichen Erkennens und Bewusstwerdens [...] aber als Erfahrung verloren [geht]« (ebd., S. 130). Dies trifft stark auf den Bereich des psychotherapeutischen Alltags zu.

Der große Nutzen, der vom Datensammeln und den auswertenden Algorithmen erwartet wird, kann nur auf dem Wege funktionieren, dass die auf allerpersönlichster Grundlage gewonnenen Daten, um mit ihnen rechnen zu können, in verallgemeinernde Systematiken eingeordnet, mit Vereinfachungen bearbeitet werden müssen, bevor sie wiederum auf die Problemanfragen von anderen Individuen angewendet werden können. Den Daten kommt also gar kein persönlicher Charakter mehr zu. Die individualisierte, personalisierte Verfahrensweise hört sich daher zunächst wünschenswert an. Sie ist aber mitnichten das Ergebnis eines wirklichen Interesses eines anderen Menschen an meinen Problemen, sondern die Anwendung eines Algorithmus, hinter dem kein leibhaftiger Menschen sichtbar und spürbar ist. Die personalisierte Empfehlung ist damit gerade das Ergebnis des Absehens von der Einzelperson zugunsten der Betonung ihres »Ortes« im Gesamtsatz der erhobenen Daten. Auch dies bedeutet eine stille Diskriminierung gerade von psychisch kranken Menschen.

Dazu kommt einmal mehr: Die Individualisierung des Leidens lässt sie in ihren oft berechtigten Empfindungen allein, dass auch gesellschaftliche Fehlentwicklungen dazu beigetragen haben, dass sie an diesen Punkt gekommen sind. Dass sie echten, authentischen Kontakt suchen. Damit wird aber psychische Krankheit nicht adäquat behandelt und somit liegt eine Diskriminierung vor.

Die Magie der Zahlen und der Wert des Vertrauens

Während der Corona-Pandemie ist das tägliche Zahlenbombardement ins Unendliche explodiert: Täglich lassen uns die mit großer Ernsthaftigkeit referierten Zahlenkolonnen ratlos und ohnmächtig zurück. In ihnen ist kein einzelnes Individuum, kein Körper, keine Seele sichtbar, alles sind Verallgemeinerungen, aus der je individuelle Schlüsse gezogen werden (müssen).

In einem Interview mit dem Makrosoziologen Steffen Mau in *ZEIT-Online* vom 02.11.2020 warnt dieser: »Gerade weil wir Zahlen ja eine magische Realität zuschreiben, weil sie so eine Kraft auf uns ausüben, muss man vorsichtig mit ihnen umgehen und darf sie nicht fetischisieren. [...] Ja, die Gewöhnung an Technologie kann sowohl auf individueller als auch auf gesellschaftlicher Ebene problematisch sein. [...] Wir beobachten gerade auch, dass immer mehr Technologien entwickelt werden, die individuelle Mobilität an Gesundheitsinformationen koppeln.« Zunächst vor allem als Kommentar zum Umgang mit der Corona-Pandemie gedacht, macht Mau auch für unseren Zusammenhang allgemeingültigere Aussagen: »Es gibt immer eine Grundspannung zwischen dem Bedürfnis nach Privatheit und Datensicherheit einerseits und andererseits dem Wunsch der Politik, die Möglichkeiten der Digitalisierung auszuschöpfen [...]. Diese Grundspannung müssen wir als Gesellschaft aushalten, an der müssen wir uns abarbeiten und dürfen nicht zulassen, dass es in die eine oder die andere Richtung kippt« (Mau, 2020). Besser könnte man auch die Grundidee hinter der hier verfolgten Argumentation nicht formulieren.

Wer nur Zahlen glauben will und daher Daten sammelt und auswertet, muss sich um den Schutz derselben Gedanken machen. Es gibt die berichteten Probleme mit der Datensicherheit (vgl. Saatjohann, 2019). Für Psychotherapeut*innen ist dabei besonders bedenklich, dass sie zumindest die Diagnosen, häufig aber auch die Protokolle der Therapieverläufe in ihre Praxisverwaltungssoftware eintragen. Und: Angesichts der vorhandenen technischen Möglichkeiten und der seit Edward Snowdon gewiss nicht nachlassenden Datensammelwut der Geheimdienste kann letztlich kein Therapeut sicher sein, dass angeschaltete Handys oder Computer via Verfassungsschutz und NSA als Abhöranlagen genutzt werden. Wer achtet schon darauf, dass diese Geräte im Praxiszimmer wirklich abgeschaltet sind, lässt sie vielleicht besser vor der Tür? Es geht dabei wohlgemerkt nicht um den Aufbau einer verschwörungstheoretischen Perspektive, es geht gerade um die Möglichkeit der Entwicklung solcher Phantasien auch bei Patient*innen (ungeachtet ihrer technischen Realisierbarkeit) und wie sie Behandlungen unterschwellig beeinflussen könnten.

Wenn es dazu käme, was technisch möglich ist, dass jemand von außen auf diese Daten zugreift, wäre dies ein katastrophaler Vertrauensbruch gegenüber den Patient*innen. Gäbe es ein Datenleck größeren Umfangs, wäre die Psychotherapie am Ende: Die psychotherapeutische Beziehung ist auf absolute Verschwiegenheit und auf unbedingtes Vertrauen angewiesen (vgl. Maio, 2020; Hardt 2019), gerade aufgrund der unvermeidlichen regressiven Prozesse. Durch die Einbindung der Psychotherapeut*innen in das neue System der Datenverwaltung geraten diese ins Visier der oft in ihrem Vertrauen beschädigten Patient*innen. Mangelndes Vertrauen in andere Menschen gehört zu den Kardinalsymptomen bei vielen psychischen Erkrankungen. Aber inwieweit kann ich einem Vertrauensvorschuss unter diesen Umständen noch gerecht werden? Viele psychotherapeutische Theorien sprechen vom sicheren, geschützten Rahmen, der essenziell für die Ausübung von Psychotherapie ist. Sobald ein Patient seinen Therapeuten als jemanden empfindet, der im Auftrag des Systems seine schnellstmögliche Anpassung auch an krankmachende Umstände wie eine hochleistungsorientierte Arbeitswelt, an problematische soziale Normen fördert, oder gar seine beim Therapeuten gemachten Angaben nicht absolut vertraulich bleiben, wird es der Therapeut schwer haben, das so getriggerte Misstrauen und die so getriggerte negative Übertragung zu überwinden und zu bearbeiten. Die therapeutische Beziehung wird auf diese Weise von vornherein unnötig zusätzlich belastet. Möglich auch, dass diese Dynamiken nie besprochen werden, da sie allen Beteiligten nicht bedeutungsvoll genug erscheinen.

Das Bundesgesundheitsministerium nennt es den *Datenschatz,* den es nutzbar zu machen gelte, um das Gesundheitssystem zu verbessern (Bundesministerium für Gesundheit, 2020). Dieser Gedanke überzeugt nur auf den ersten Blick. Viele Informationen über Patient*innen und ihre Behandlungen zu verknüpfen und diese sinnvoll auszuwerten, ist das Versprechen. Wenn die Algorithmen in der Lage sind, unnötige Behandlungen vermeiden, die Odyssee mancher Patient*innen von Facharzt zu Facharzt verkürzen zu helfen, muss man das begrüßen. Doch was im Bereich der somatischen Medizin in bestimmten Zusammenhängen sinnvoll sein kann, ist im Bereich der Psychotherapie zweifelhaft.

Kein Vergessen und Verdrängen

Nicht nur psychodynamische Psychotherapeut*innen wissen, wie wichtig es ist, dass wir unangenehme Erinnerungen verdrängen können. Neben dem Erinnern kann auch das Vergessen eine wichtige psychische Funktion, ja eine Gnade sein. Doch wie schon viele festgestellt haben, ist es faktisch unmöglich, *im Netz* etwas wirklich zu löschen. Wenn wir Gesundheits-Apps oder elektronische Gesundheitsakten mit unseren Daten füttern, besteht nicht nur die Gefahr, dass Datenlecks entstehen. Es geht um etwas Grundlegenderes. Dazu der Romancier Michael Roes (2011): »Was geschieht, wenn […] Stimme, Körper, Zeichen, Schwarz und Weiß, Heiß und Kalt zugleich auf das Entweder-Oder des Netzes stößt?« (ebd., S 37). Die Ambiguität unserer Reaktionen auf das Leben selbst wird in Frage gestellt.

Dass die Vorstellungen der Politik (und erst recht der IT-Industrie) von der psychotherapeutischen Praxis weit entfernt sind, zeigt auch die derzeitige wiederholte Auseinandersetzung vieler Fachverbände mit dem Gesundheitsministerium. So wird an einem System gearbeitet, dass »risikojustierte Datenvergleiche« zwischen den Leistungserbringern (also den psychotherapeutischen Einzelpraxen) ermöglichen soll. Dies soll der skalierbaren, positivistisch gedachten Qualitätssicherung dienen. Nicht zuletzt der Dachverband der tiefenpsychologisch-analytischen Verbände DGPT hat dazu im Mitglieder-Newsletter 1. Quartal 2021 vom 18.02.2021 moniert, dass »eine angemessene Einteilung der Patient*innen in Risikoklassen unmöglich« sei und dass »Psychotherapeut*innen schon seit Jahrzehnten regelhaft […] fallbezogene Inter- und Supervisionen, Qualitätszirkel und Fortbildungen durch[führen].«

Diese Nicht-Wertschätzung dessen, was bereits Standard ist und was zu einer sehr hohen Qualität der Psychotherapie in Deutschland geführt hat, spricht für sich. Wieso soll das, was sich bewährt hat, nicht in angemessener Form beibehalten, behutsam verbessert und dann fortgeführt werden? Wieso müssen auch im Psychotherapiebereich positivistische, quantifizierbare Methoden die Überhand bekommen?

Resonanz, Dialogik, Kommunikation

Es war schon die Rede von der Bedeutung der Ausdrucksformen der Vitalität in der psychotherapeutischen, aber auch in der menschlichen Begegnung allgemein (vgl. Stern, 2011). Bedeutsam in diesem Zusammenhang, der demonstrieren soll, dass Psychotherapie nicht durch Technik simuliert werden kann, und wenn doch, dann nur sehr schlecht, ist jedoch die Forschung zu den nonverbalen, kinästhetischen Qualitäten der Wirksamkeit der Therapeut*innenstimme und der Rhythmik und Melodik des sprachlich-nicht-sprachlichen Geschehens im Therapieraum. Diese haben oft einen ebenso wichtigen Einfluss wie der Inhalt einer Intervention (vgl. Knoblauch, 2000). Elektronik verfehlt naturgemäß die Leiblichkeit als essenzielles Agens der Psychotherapie (s.a. Scharff, 2010). Bedenkenlos wird hier stattdessen der Simulation das Wort geredet.

Interessanterweise kritisiert Altmeyer (2016) Rosa dafür, dass dieser eine kapitalismuskritische Agenda verfolge: »Rosa übersieht, dass die digitale Moderne ihrerseits ein einziges Resonanzsystem ist« (ebd., S. 196). Er selbst besteht auf einem neutralen, wohlwollenden Standpunkt gegenüber den Digitalisierungsprozessen, möchte also das klassisch-analytische Vorgehen auch auf die Gegenübertragung gegenüber der Gesellschaft anwenden. Sicher weisen viele der nicht mehr ganz neuen psychodynamischen Einsichten aus Babywatching, relationaler Psychoanalyse, aus der Sichtweise des Co-Konstruktivismus auf die Bedeutung von Resonanzerfahrungen hin. Doch wieso Altmeyer diese Erfahrung ausgerechnet auf digitale Medien ausweiten will, ist mir schleierhaft. Derzeit scheinen die Befunde (vgl. Spitzer, 2012) eher auf eine epidemische Ausbreitung des Verlustes von persönlichem Kontakt zu sprechen, hinzu kommen jetzt noch die Erschwernisse durch die Corona-Pandemie. Quantitativ betrachtet stellen die digitalen Medien und ihre Nutzung eine Vervielfachung von bestimmten kommunikativen Akten dar. Dass »Liken« oder das sich gegenseitig Smileys Schicken aber bereits eine Resonanzerfahrung im tieferen Sinn vermittelt, möchte ich bezweifeln.

Wiederholungszwang

Psychotherapie ist Beziehung. Es stellt sich daher die Frage: Was macht es genau mit psychisch leidenden Menschen, wenn sie statt eines persönlichen Kontaktes eine App angeboten bekommen? Ein Aspekt ist die Gefahr der erneuten Traumatisierung. Die Gefahr ist groß, dass auf der Basis negativer Erfahrungen mit leibhaftigen Menschen (oft den Eltern als Bezugspersonen der Kindheit) solche negativen Erfahrungen wiederholt werden. Diese von Freud als Wiederholungszwang bezeichnete Neigung, schwierige Beziehungskonstellationen zu wiederholen oder direkte Kontakte zu vermeiden, da sie als zu traumatisch angesehen werden, wird durch solche Angebote unterstützt. Es wird einfach davon ausgegangen, dass ein Mensch, der an einer Depression leidet, sich nichtsdestotrotz »vernünftig« und »logisch« verhält und von den logischen Schritten in einer Gesundheits-App profitieren kann.

Der Patient wird hoffen, davon zu profitieren, vorausgesetzt ist aber stillschweigend, und darauf kommt es mir an, dass er auf den menschlichen Kontakt überwiegend verzichtet. Wenn diese Vermeidung aber selbst Teil der Erkrankung ist, wird ein pathologisches Verhaltensmuster perpetuiert und die langfristige Befürchtung muss sein, dass die Beschwerden sich nach einer kurzen Beruhigung verschärfen und vertiefen werden, um so der seelischen Not Gehör zu verschaffen. Dennoch wird Odysseus vom Mast losgebunden und darf sich den verführerischen Klängen der zauberhaften digitalen Gesundheitswelt hingeben.

Widerständigkeit als Entwicklungschance

Eine der Vorgehensweisen in der analytischen Psychotherapie des Narzissmus ist die Schaffung eines Raumes, in dem sich der Therapeut vom Patienten als »Selbstobjekt« psychisch gebrauchen lässt, um zunächst Vertrauen aufzubauen, freilich in einer noch idealisierten Beziehung. Zum anderen aber wird der Therapeut als Gegenüber, als Grenze, als Konfliktpartner gebraucht und gesucht. Der Aufbau psychischer Strukturen geschieht über den intersubjektiven Austausch von Bedürfnissen, Gedanken, Gefühlen, deren Benennung und Bewertung, über Wahrnehmung, Akzeptanz und Begrenzung. Konflikte mit dem Therapeuten gehören zum Wichtigsten und Essenziellsten in Psychotherapien. Oft genug kennen Patienten die Erfahrung nicht, von jemand ernst genommen zu werden und so erst in eine Auseinandersetzung kommen zu können, sich zu wagen, eigene Bedürfnisse und Wahrnehmungen in einer Psychotherapie zu äußern. Erst dies führt dann in der Folge zu offenerem, aktiverem und zufriedenerem Verhalten in wichtigen Beziehungen außerhalb des therapeutischen Raumes, etwa in der Partnerschaft oder am Arbeitsplatz. Dies kann eine modularisierte, gar digitalisierte, simulierte »Psychotherapie« nicht leisten.

Dazu kommt: Die Anerkennung von Aggression und die Äußerung negativer Affekte sind bedeutsam für persönliche Reifung und Selbst- und Fremderleben. Frank Lachmann hat in seinem Buch *Aggression verstehen und verändern* (2004) beschrieben, wie essenziell es ist, die unweigerlich entstehenden Mängel im Verständnis und der Kommunikation in Therapien zum Ziel der gemeinsamen Betrachtung zu machen. Therapie bleibt somit immer ein Prozess der allmählichen Annäherung an ein letztlich nie erreichbares Idealziel. Wobei das Ideal selbst sich am Ende als überflüssig entpuppt. Digitalität dagegen muss prinzipiell am Ideal orientiert bleiben, kann sich nicht flexibilisieren.

Therapeutische Beziehungen sind noch dazu grundsätzlich hochindividuell und idiosynkratisch. Eine Psychotherapie, so wurde gesagt, entspricht zum einen Teil eher einer Kunst, zum anderen Teil entspringt sie einer Technik (vgl. Lesmeister, 2009). Eine App kann gar nicht so differenziert programmiert sein, dass sie der Individualität und zu spiegelnden Unverwechselbarkeit des Patienten Genüge tun kann. Die Analytische Psychologie nach C.G. Jung spricht vom Individuationsprozess als Ziel einer Psychotherapie und Gesundung. Jeder soll sein individuelles

Lebensziel, seine Bestimmung finden, sich unabhängiger machen von Umgebung, anderen, Gesellschaft und so besser und selbstbewusster mit diesen in Kontakt treten. All dies steht in unserer Zeit in Frage und unter Beschuss.

Die angeborene Psyche – Biologistische Modelle und die Folgen

Ein anderer Bereich der Wissenschaften, der die Wahrnehmung des Seelischen in der Öffentlichkeit in den letzten Jahrzehnten stark beeinflusst hat, sind die Neurowissenschaften. Einigen gelten sie bereits als die neuen Heilsbringer, die herkömmliche Psychotherapien obsolet machen sollen. Mit nonchalanter Überzeugtheit behauptet denn auch Roth (2014): »Wir sehen also, dass aus neurobiologischer Sicht die Suche nach dem Sitz der Seele erfolgreich beendet wurde« (ebd., S. 43). Nur um wenig später nach der Darbietung vielfältigster und letztlich verwirrender empirischer Befunde zugeben zu müssen: »Es ist ebenfalls noch unklar, was in der »impliziten« zweiten Therapiephase im Gehirn eigentlich geschieht, sicher ist nur, dass Therapeut und Patient gegen fest eingegrabene Weisen des Fühlens, Denkens und Handelns ankämpfen« (ebd., S. 364). Mit der »zweiten Therapiephase« spricht Roth von genau dem bereits umschriebenen Bereich therapeutischer Begegnung, der zu erfahrungsbasierten Änderungen des Erlebens und Verhaltens etwa bezüglich Selbstwahrnehmung, Affektregulation und -kommunikation führen kann.

In engem Zusammenhang mit den technischen Erfindungen rund um die bildgebenden Verfahren der Magnetresonanzsonografie und der digitalen Auswertung der gewonnenen Daten, die zu interessanten Ergebnissen von über mit Verhaltensweisen und Affektleben korrelierenden Erregungsmustern im Gehirn führten, sind bloßer Korrelation zum Trotz weitergehende Schlüsse gezogen worden. Die Forschungsbemühungen im stark positivistisch ausgerichteten Wissenschaftsbetrieb waren diesbezüglich stark ausgebaut worden. Doch die Ergebnisse sind bislang letztendlich ernüchternd. Dies liegt daran, so Fuchs (2020) in seiner »Verteidigung des Menschen«, dass die Subjektivität des je einzelnen Patienten in solchen Ergebnissen schlicht nicht zur Kenntnis genommen wird. Psychotherapeut*innen sind aber Expert*innen für diese Subjektivität, die nur in einem mühsamen Prozess der Annäherung an die Symptomatik, die Lebensgeschichte, die inneren Konflikte eines Patienten zu eruieren sind. Das Grundmissverständnis einer Psychoanalyse-Kritik à la Roth ist, dass dieser in der Entdeckung von neurologisch-biochemischen Korrelaten zu beschriebenen Therapieprozessen die Bestätigung für die Steuerung derselben *durch* »das Gehirn« sieht. Jeder wissenschaftlich geschulte Mensch aber weiß, dass eine Korrelation noch keinen Ursache-Wirkungs-Zusammenhang und schon gar kein Verstehen begründen kann.

Fuchs (2020) weiter in seiner Kritik am positivistischen Bild der Neurowissenschaften: »[…] eine Psychiatrie der Beziehung wird zweifellos auch der individuellen Genetik und Neurobiologie ihren angemessenen Platz in einer umfassenden Diagnostik und Therapie zuweisen. Übergeordnet bleibt für sie jedoch die Beziehung von Psychiater und Patient« (ebd., S. 270f.). Und er erinnert daran, dass »sich die therapeutische Allianz als der entscheidende Faktor für einen positiven Behandlungsverlauf von Psychotherapien erwiesen [hat]« (ebd., S. 271).

Manfred Velden (2005) definiert »Biologismus« als »Ansicht, dass nicht nur Biologisches zur Erklärung des Psychischen beiträgt, sondern dass sich letztendlich Psychisches erschöpfend aus der Biologie erklären lässt« (ebd., S. 7). Die Ursache für das entsprechende Missverständnis, das sich aus der Idealisierung der biologistischen Antworten ergebe, sei im Selbstverständnis der Psychologie als einer Naturwissenschaft zu suchen. Die Diskreditierung des Geisteswissenschaftlichen sei problematisch. In der angloamerikanischen Welt sei die Psychologie dagegen oftmals den »Humanities«, den Geisteswissenschaften zugeordnet, dort fänden sich Nischen, die sich hierzulande aufgrund der starken Spaltung zwischen akademischer Psychologie, staatlich anerkannten Psychotherapieausbildungen und psychologischer Öffentlichkeit/Laienarbeit nicht entwickelt hätten. So ist die Beschäftigung mit »Seelischem« hierzulande vermehrt in die Esoterik verdrängt worden.

Eine wesentliche Grenze der naturwissenschaftlichen Erforschung des menschlichen Geistes sei, so Velden, die Tatsache, dass »wenn wir uns allerdings der Erklärung psychischer Prozesse zuwenden […], so müssen wir die Lerngeschichte des einzelnen Gehirns in Betracht ziehen und hier […] werden [wir] mit der […] Tatsache konfrontiert, dass ein jedes Gehirn mentale Funktionen auf gänzlich eigentümliche Weise durchführt« (ebd., S. 17). Zusätzlich zu dieser die Jünger der Neurowissenschaften eigentlich desillusionierenden Beobachtung stellt er fest, dass eine »erhöhte Aktivität in einem Ensemble von vielen, meist hunderten Millionen Zellen […] nichts darüber aussagen [kann], *wie* dieses Ensemble tatsächlich den mentalen Vorgang vermittelt, allenfalls, *dass* es ihn vermittelt« (ebd., S. 21f.).

Insgesamt seien die Neurowissenschaften mitnichten kurz vor dem Erreichen entscheidender Einsichten in die Zusammenhänge des menschliches Geistes oder der Psyche. Ähnlich wie beim Hype um die Künstliche Intelligenz (KI) gehe es auch hier um einen eng begrenzten Bereich der Forschung, dem noch überwiegend deskriptiver Charakter zukommt. Letztlich muss vermutet werden, dass es vor allem um Forschungsgelder und Vermarktungsideen für die gewonnenen bescheidenen Erkenntnisse geht.

Analytische Psychologen kommen zu dem Schluss, dass die Forscher einem Gotteskomplex erlegen sein müssen. Horst-Eberhard Richter (2012) hat diesen

Begriff vor langer Zeit geprägt, für ihn ging es um die »Krankheit, nicht mehr leiden zu können.« Das Buch erschien ursprünglich 1979(!), was darauf hinweist, wie weit der Weg schon ist, den wir seit den ersten Zeitdiagnosen leider in Vielem in die falsche Richtung gegangen sind. Richter geht es um das menschliche Maß, das es zu finden gelte, im Persönlichen, aber auch in gesellschaftlichen Prozessen. Er stellte fest, dass es auch damals eine »Absetzbewegung der Jugend« gegeben habe, die er als »Aufruf zur Selbstkritik der Angepassten« verstanden haben wollte (ebd., S. 191).

Es ist ein Déjà-vu, ein Hinweis auf etwas Zyklisches im Lauf der Zeiten (vgl. Maffesoli, 2014), wir stellen fest, dass der Konflikt kein Neuer ist. Der Kampf um die Anerkennung des Menschlichen, des Seelischen, der wirklichen Bedürfnisse und Verfasstheit der Menschen hinter aller Verdrängung, projizierter Feindseligkeit, Abspaltung und Kompensation. Um diese von Richter immer mit großer, auch gelebter Bescheidenheit vertretenen Werte geht es auch mir.

Wenn man sich um die Effekte des Umgangs mit digitalen Tools und Medien und den Effekt des Denkens in digitalen Kategoriensystemen und Logiken vor Augen führen will, lohnt es sich zunächst, zu fragen, was es mit der behaupteten Nähe von Gehirn (für manche der Sitz der Seele) und Computer auf sich hat. Diese voreilige Analogisierung hat einen enormen Aufwind für die Neurowissenschaften erbracht, es sieht jedoch so aus, dass diese Analogisierung auf sehr tönernen Füßen steht. So sehen auch viele Hirnforscher (vgl. Fuchs, 2020) die bisherigen Hoffnungen in diesem Forschungszweig eher als bescheiden an. Die Übertragung »der Unterscheidung von Hard- und Software« ist, so räumt auch Altmeyer ein, (2016, S. 191) »weder auf das Gehirn noch auf die Psyche anwendbar«. Die Seele zu heilen, heißt gerade nicht, Regelkreise wiederherzustellen, Verbindungen zu löten, Software neu aufzuspielen, Updates zu tätigen. Die Seele ist an schwierigen Beziehungserfahrungen krank geworden, sie kann nur durch andere, heilsame und Erkenntnis bringende Erfahrungen zumindest in großen Teilen wieder zu sich finden. Das Modell des Computers auf den Menschen anwenden zu wollen, entspricht nach derzeitigem Forschungsstand in jeder Beziehung einer Hybris, so wenig verstanden und nachahmbar sind jene Vorgänge, für die ich den Begriff des Seelenlebens verwende.

Die Symbolik der Digitalität

Es gibt noch eine tiefere Schicht, in die man eintauchen kann, wenn man die Digitalität verstehen will: die Welt der Symbole. Für Jung waren sie die die Realität strukturierenden archetypischen Größen, vergleichbar mit den platonischen Ideen.

In der digitalen Welt sind die grundlegenden Elemente der Struktur eine Eins (1) und eine Null (0). Die Eins wird in der Symbolwelt der Analytischen Psychologie gewöhnlich dem männlichen Prinzip zugeordnet, sie hat eine phallische Konnotation, sie ist assoziiert mit Faktizität, mit etwas objektiv Vorhandenem. Dies ist bitte nicht als Bewertung im Sinne einer nicht gegenderten Denkweise vorzustellen, sondern als gedankliches Modell, um eine Gegensatzspannung zu verdeutlichen. Die Null hingegen steht für das Ganze, die Unbestimmtheit, die Möglichkeit der Erschaffung und der Nichtung der Welt. Wirken nun beide symbolisch verstandenen Größen zusammen und stellen ein Zweitbild der menschlich erfahrbaren Realität her, dann findet hier auf wundersame Weise etwas statt, dass Carl Gustav Jung (2005, S. 412) die Vereinigung der Gegensätze, Mysterium Conjunctionis oder Hierosgamos, genannt hat. Alles kann aus diesen Gegensätzen, für die exemplarisch die biologischen Geschlechter Frau und Mann stehen, hervorgehen. Auf der technischen Ebene funktioniert Digitalität so, dass sie die reale Welt in eine Abfolge von elektrischen Impulsen übersetzt: im Prinzip immer eine Reihe von Einsen und Nullen. In dieser einfachen, auf die Gegensätze reduzierten Sprache ist praktisch alles darstellbar, alles erscheint möglich. Letztlich arbeitet die Technik damit sogar an der Überwindung der ihr zugrunde gelegten Binärität oder Dualität.

Unsere Begeisterung für die Technik erhält eine weitere Erklärung: Wir erfreuen uns an der Geburt des Neuen, an dem, was wir hervorgebracht haben. Und genau da liegt die Gefahr der Hybris: Denn hervorgebracht haben wir nicht die Welt, die es gibt, sondern eine, die wir als Kopie in die Rechner einspeisen, damit sie uns neue, unsere Fehler korrigierende und allwissende Kinder schenken möge. Und damit eine Realität, die wir in unserem Sinn, im Sinn unserer Egos, manipulieren können.

Im Alltag ergibt sich daraus nun folgendes Problem: Die Technik, zuerst von uns erfunden, zwingt uns nun umgekehrt ihr digitales Denken auf, ein Denken in Entscheidungen von Ja oder Nein, Schwarz oder Weiß, Eins oder Null. Es werden beispielsweise vom Computer eindeutige Entscheidungen gefordert, auf der Benutzeroberfläche etwa das bekannte »Annehmen« oder »Ablehnen«. So ist aber weder unser physisches Leben (wann sind wir z.B. »ganz gesund«? – fragen Sie mal einen Arzt), noch unser seelisches Leben beschaffen: Ambivalenzen und immer wieder nachzujustierende Entscheidungen sind psychischer Alltag, nichts ist perfekt. Wer hat es nicht schon mal erlebt in der virtuellen Warteschlange einer Hotline zu stecken und für andere Anwesende befremdlich roboterhaft Ja-ja-nein-ja-nein oder Eins-zwei-zwei-eins-eins ins Mikrofon sagen zu müssen? Zudem sind die technischen Probleme, die wir mit jemandem besprechen wollen, für uns oft nicht so eindeutig zuzuordnen, wie dies die Aufteilung in die vorgegebenen Kategorien nahelegen. Menschliche Gefühle des Unverstandenseins und des Ärgers sind die Folge. Und menschliche Gefühle sind meist gemischte Gefühle!

Entscheidungen, so weiß man, sind im Grunde nie eindeutig. Selbst die modernen Naturwissenschaften, etwa die Quantenphysik, lehren uns, dass bis in die Materie hinab oft keine eindeutigen Zuordnungen und Entscheidungen zu finden sind. So noch mehr im Bereich der Psychologie. Selbst wenn sich jemand scheinbar eindeutig verhält, so wissen wir doch nichts über die inneren Kämpfe, die zu einer Entscheidung geführt haben, die Hoffnungen, die Ängste, das Bedauern über die damit ausgeschlagenen Wege. Oft versuchen wir vor uns selbst ein Stück Rechtfertigung für unsere Entscheidungen abzulegen, da wir sie für eine Zumutung halten. Wir sagen: »Ich hatte keine andere Wahl«. In der Welt der digitalen Anwendungen wird jedoch allzuoft die Entscheidung, die Denkweise des »Entweder-Oder« abgefordert, wo ein »Sowohl-als-Auch« der wahrgenommenen Realität gerechter geworden wäre.

Richtig: Was zählt, ist, was man tut, nicht unbedingt immer, was man sagt. Doch es stimmt auch, dass das, was man insgeheim denkt, die nächste und übernächste Entscheidung mit beeinflusst. Das nächste Mal werde ich mich anders entscheiden, die vorherigen Schritte korrigieren, einen Fehler wiedergutmachen, wäre der innere Gedanke dazu.

Der Siegeszug der digitalen Anwendungen in unserem Alltag suggeriert, das etwas, das wir uns vielleicht manchmal wünschen, Realität werden kann: Eindeutigkeit, Ambivalenzfreiheit, Klarheit und vor allem absolute Kontrollierbarkeit, wo es keine geben kann. Das menschliche Maß, so möchte man sagen, liegt aber im Dazwischen, im Vielleicht, im Ungefähren, Unbestimmbaren. Dies droht verloren zu gehen, wenn sich unser Denken angewöhnt, den selbst erschaffenen Maschinen zu folgen, ihnen nachzueifern.

Menschlich ist auch das: Wir erschaffen gottgleich den Golem, das Frankensteinsche Geschöpf, und richtig: Wir schaffen dabei Monster, so erzählen uns die Mythen unserer Geschichte. Wir vergessen, dass die digitale Welt Realität *simuliert*, nicht *ist*. Sie schafft ein Abbild der realen Welt, sie versucht, menschliche

Funktionsweisen zu imitieren. Dabei kann sie uns immer weiter von uns selbst wegführen. Aber sie erzählt uns auch von uns selbst.

Die Technik schafft es bei aller Höchstleistung maximal, einen Teil unserer Begabungen zu imitieren und zu steigern. Bei der quantitativen Steigerung geht dann das Maß verloren. Digitalisierung schafft die »alte Realität«, unser menschliches Hin- und Hergerissensein, unsere mangelnde Perfektion, nicht ab, das sollte uns klar sein.

Precht (2018) fordert, wir müssten »einen klugen Umgang mit der digitalen Technik pflegen, lernen, ihren Stellenwert richtig einzuschätzen, ihre begrenzte binäre Logik verstehen und auch die Grenzen ihrer Übertragbarkeit auf soziale Probleme« (ebd., S. 259). Genau in dieser Hinsicht wird bislang jedoch wenig unternommen, vielmehr wird viel Geld in die Hand genommen, um nicht den Anschluss zu verlieren an die im anglo-amerikanischen Bereich bereits aktiven digitalen Start-Ups im Health-Bereich. Was wirklich sinnvoll wäre für die Patient*innen, die jetzt Kund*innen heißen, ist zu wenig untersucht.

Nicht trianguliert

Hardt (2019) verlangt nach weiterer kultureller Analyse, in der das Faszinosum der Mathematisierbarkeit der Welt und die Binarität als Grundprinzip aller Computer dekonstruiert werden könnten. Auch für ihn bietet »die Binarität eine universale Sprache, in deren unbegrenzt endlicher Wiederholung des Gleichen alles ausgedrückt und verstanden werden kann. So eröffnet sich der Zugang zu allen Wahrheiten der Welt und zugleich ein Weg, sich die Welt anzueignen und über sie zu herrschen« (ebd., S. 842). Im Hintergrund der Idolisierung des Binären steht für Hardt (2019) die *Verleugnung des Dritten, des Vaters als triangulierendem Objekt.* Technischen Erfindungen sollte eine Lebensdienlichkeit eigen sein, wenn sie zur allgemeinen Kultur beitragen wollen. Die Psychoanalyse sieht er »in unaufhebbarem Widerstreit zu einer entfesselten digitalen Welt, die sich von den Gesetzen des Lebens gelöst zu haben meint« (ebd., S 849).

Ein Problem des »Computational Thinking«, des Versuchs der Übersetzung jedweden menschlichen Problems in eine Codiersprache, ist, dass es immer Aspekte des menschlichen Verhaltens und Erlebens gibt, die eine Mehrdeutigkeit, eine Ambivalenz, eine Öffnung zur Selbstverantwortlichkeit beinhalten, auch in dem freiheitlichen Sinn, dass man sich selbst dabei schaden kann.

Gerade die derzeitige Corona-Pandemie zeigt eine starke mediale Fokussierung auf Zahlen, zuletzt auf die der Geimpften, die nun minutiös ebenso gezählt werden wie die Toten. Man macht eine Gleichung des Schreckens auf und meint, dies trage zur Beruhigung der Bevölkerung bei. Doch Zahlen sind für uns nicht greifbar, sofern sie nicht mit Schicksalen, mit Menschen verbunden sind. Sie können nicht beruhigen wie eine menschliche Beziehung, von der Zuversicht und Hoffnung ausgehen kann, ganz ohne objektiven oder mathematischen Beweis. Oder müssen Sie wissen, mit welcher Wahrscheinlichkeit Ihre Ehefrau oder Ihr Ehemann bis zum Lebensende bei Ihnen bleibt? Warum genau sie oder er Sie liebt? Welche Krankheiten Sie bekommen werden? Ich nicht.

Die bereits erwähnte Ellen Ullman (1997) hat zu der Zeit, als das Internet noch vor seiner großen Expansion stand, als es noch keine umfassenden sozialen Netzwerke gab, das erwähnte Buch geschrieben: *Close to the Machine: Technophilia and its Discontents*. Als Softwareentwicklerin selbst in der Branche tätig, nimmt sie darin eine Analyse ihrer Arbeitswelt und der Menschen, die sie dort trifft, vor. In einem neuen Buch, *Life in Code: A Personal History of Technology* (2017), kommt sie zum ernüchternden Ergebnis, dass sich viele der Versprechen der neuen Technologien nicht eingelöst haben. Sie versucht zu ergründen, in welchen menschlichen Irrtümern die Ursache hierfür liegt. Ullman spricht genau jene technomorphe Denkweise an, die zu unzulässigen Parallelisierungen von Technik und Mensch (Gehirn) verführen soll: »In particular, the error comes from mistaking the current methods of software writing as a paradigm for human mental organisation« (ebd., S. 143).

Roberto Simanowski (2014) legt eine Analyse der möglichen Ursachen und Folgen des Big Data Mining, also des Zutageförderns von immer größeren Datenmengen vor und führt aus, »der Algorithmus ist der Psychoanalytiker des 21. Jahrhunderts« (ebd., S. 25). Simanowksi meint dies sehr kritisch, denn wer im Zeitalter des begeisterten Self-Tracking keine Skrupel entwickelt, seine persönlichen Daten weiterzugeben, beziehungsweise wer sich nicht dagegen auspricht, für den gelte: »Wer keinen Schatten hat, hat keine Identität« (ebd., S. 101).

Simanowski versucht auch zu verstehen, warum so viele Menschen so wenig Skepsis angesichts der Digitalisierung zeigen, und verweist auf die Bequemlichkeit und ebenso auf die Versprechen der neuen datengelenkten Realität. Es verbreite sich der Eindruck, dass Privatsphäre und Datenschutz etwas für jene seien, die gestrige Werte hochhielten und nicht an den Segnungen der Zukunft teilhaben wollten. Auch entstehe der Eindruck, dass es nicht mehr auf Deutungen, Narrationen und Sinnstiftung ankomme. Sinn würde dann schon die durch die Daten aufgedeckte Struktur ergeben. Hier zeigt sich offenkundig eine Verschiebung unserer Neugier auf das, was wir (noch) nicht wissen konnten/können über uns:

Vom Symbol des Unbewussten scheint es nun projiziert auf jene Geheimnisse, die Big Data entschlüsseln zu helfen verspricht. Und damit auch unsere persönlichsten Geheimnisse. Problem dabei ist, dass sich die Ökonomie dieser Datensammlung bemächtigt und die Selbstüberwachung des Einzelnen vor allem den wirtschaftlichen Profiten von wenigen nützt.

Dabei bedient sich diese Umgestaltung der Ökonomie nach digitalen Gesichtspunkten unserer Hoffnungen auf Selbstaktualisierung respktive Selbstverwirklichung, die sie jedoch in Wahrheit gerade durch diese Vorgänge korrumpiert.

Mit Big Data sei auch verbunden, so Simanowski, dass sich eine neue Narration etabliere, nämlich die einer »Utopie und Legitimationserzählung im Wenn-Dann-Modus« (ebd., S. 96), der formallogischen Funktionsweise von Algorithmen. In sie werde alle Hoffnung gesetzt und diese gleichzeitig von den scheinbar überholten oben genannten Prinzipien abgezogen.

Wenn »Vernunft also auf formale Logik reduziert wird« (Simanowski, S. 84), nehme dies dem Denken einige seiner grundlegendsten Merkmale wie Offenheit, Ambiguität, Missverständlichkeit. Diese seien geradezu Bedingung für die Zukunftsfähigkeit einer Gesellschaft. Wir können ergänzen, dass dies auch aus der Perspektive der Psychodynamik so gesehen wird. Aus dem Widerständigen erst erwächst die Einsicht in die Bedingungen und die Potenzialität unseres Erlebens und Verhaltens. Nur aus dem Schatten kommt das Neue in die Welt. Doch erklären Sie das jemandem, der tiefenpsychologische Paradigmen nicht einmal mehr vom Hörensagen kennt, geschweige denn aus eigener Erfahrung.

Pensée opératoire

Eine interessante Analogie zum um sich greifenden Glauben an die Allmacht der Digitalisierung mit seinem ausgeprägten Datenfetischismus und seiner eindimensionalen Wenn-Dann-Logik stellt eine psychische Struktur dar, die französische Analytiker mit dem Begriff »Pensée opératoire« bezeichnen. In der Beschreibung der Folge 52 »Maschinendenken« des Podcasts »Rätsel des Unbewussten« vom 19.06.2020 heißt es: »Unser aktuelles Menschenbild ist technizistisch geprägt, das ›Maschinendenken‹ durchdringt unseren Alltag, oft genug auch unsere Vorstellung von Psychotherapie« (Loetz & Müller, 2020).

Unsere Umgebung, unser Alltag, unsere Arbeit lassen uns zu Metaphern greifen, in denen wir uns mit den Maschinen vergleichen, die uns umgeben. Dabei ist uns das selbst gar nicht als problematisch bewusst. Und auch werden die meisten über den Begriff »Maschinen« im Zusammenhang mit Computern staunen, doch im Wesenskern sind sie genau das: Erweiterungen der menschlichen Fähigkeiten, hier auf geistiger Ebene.

Werfen wir einen Blick auf den bereits sehr großen Markt der digitalen Partner- und Datingbörsen, kommt uns die Problematik der Selbstinszenierung und der Etikettierung des Menschen als Ware nicht ganz unbekannt vor. Auch dort kommt der Moment der Wahrheit in der Situation der persönlich-leiblichen Begegnung. Die große Enttäuschung, über die Nutzer berichten können, entsteht durch den Aufbau von Projektionen und Phantasien, solange dieser Kontakt eingeschränkt nur auf medialem Weg zustande kommt. Auch hier werden große Hoffnungen geweckt, die Vorstellung einer unendlichen Auswahl, die sicherlich auch für einen persönlich ein passendes »Angebot« enthält. Je größer die Hoffnungen aber, desto tiefer der mögliche Fall. Lesmeister (2021a) hat zutreffend festgestellt, »dass die Schrumpfung des Selbst zum Profil einem Umbau entspricht, der die Spur des Fehlenden, des Mangels im Subjekt, aber auch das Unverfügbare im Subjekt (das Unbewusste) erfolgreich auslöscht« (ebd., S. 140).

Anthropomorphismus

Eine große, verführerische Kraft geht von der Tendenz aus, technischen Geräten und Programmen eine humanoide Potenz zuzuschreiben, ihnen menschliche Züge zu verleihen. In vielen Alltagsanwendungen wie Spracherkennungssystemen begegnet uns künstliche Intelligenz bereits in Form von stimmlichen Entitäten, hinter denen jedoch nur Algorithmen stehen. Im Unterschied zum nur in sehr begrenzten Zeitfenstern erreichbaren Therapeuten ist eine App jederzeit aufrufbar und reagiert scheinbar auf die Not des Nutzers. Ähnlich dem Nutzer einer Routenplanung, der sich nicht mehr an einen Passanten wenden muss, um nach dem Weg zu fragen, verlernt dieser Patient, dass sein eigentliches Bedürfnis war, sich mit einem Menschen zu unterhalten, der auf seine differenzierte Individualität Bezug nimmt.

Das digitale System, etwa eine App, bietet zwar eine kurzfristige Tröstung, hilft aber nicht, die jeweilige Situation mithilfe eines Gegenübers in ein übersichtlicheres Terrain zu verwandeln, in dem man sich zunehmend selbständig zurechtfinden kann. Zentraler Punkt ist, dass die Art und Weise der Inanspruchnahme von Hilfe von Patient*innen sehr unterschiedlich erlebt wird und auch sehr unterschiedliche Bedürfnisse an Therapeut*innen herangetragen werden. Diese sind selbst oft ein Hinweis auf innerlich fixierte Erwartungsmuster und daher auch für die Diagnosestellung essenziell. Die sogenannte Gegenübertragung des Analytikers, das Gefühl, das sich beim Kennenlernen des Analysanden einstellt, ist oft wertvoller

Hinweis auf die Übertragungs- und Projektionsneigungen der Patient*innen. Oft präsentieren Patient*innen sehr ambivalente Beziehungswünsche und -ängste, die der Reflexion zugänglich gemacht werden müssen, um eine Linderung der psychischen Not zu ermöglichen. All dies fällt jedoch bei der Online-Nutzung von Apps weg. Diese funktionieren entweder oder eben nicht. Valide Diagnosen der verinnerlichten Beziehungsmuster können so nicht vorgenommen, dementsprechend keine angemessene Behandlung durchgeführt werden.

Da der Nutzer die Apps meist mit seinem Smartphone aktiviert, trifft auf ihn die Diagnose von Han (2021) zu: »Die Kommunikation übers Smartphone ist eine entkörperlichte und blicklose Kommunikation. […] Schon aufgrund fehlender Körperlichkeit schwächt die digitale Kommunikation die Gemeinschaft« (ebd., S. 27). Dies lässt sich in positiver Weise zur Effektivität von Gruppentherapien, in negativer Weise zu zahlreichen, aktuell beobachtbaren sozialen Verwerfungen in Beziehung setzen.

Zu vermuten ist allerdings, dass, wenn digitale Tools vor allem von Menschen mit bereits narzisstisch oder schizoid geprägten Persönlichkeitsanteilen genutzt werden sollten, deren Problematik sich dadurch weiter verfestigt. Die persönliche (da angstmachende oder den Narzissten potenziell kränkende) Begegnung mit dem leibhaftig-präsenten Therapeuten wird vermieden. Hier dominiert bereits in den persönlichen Begegnungen oft genug das Motto »Wasch' mich, aber mach' mich nicht nass« – das sich hinter den Krankheitssymptomen, die hier oft ein Leiden der anderen am Patienten sind, versteckt. Dies darf nicht bewusst werden und daher werden die Auslöser gemieden. Digitale Medien sind ein sehr verführerisches Ausweichterrain für diese Klientel. Was bedauerlich ist, denn so kann diesen letztlich noch weniger schnell geholfen werden. Das eigentliche Problem wird so verschlimmert.

3.

ÄTIOLOGIE, DEUTUNG

Bindung und Beziehung

Durch die Verschiebung der Schwerpunktsetzung weg von der rein intrapsychischen Untersuchung auf der Seite des Patienten zu einer Betrachtung des Kontextes der intersubjektiven Beziehungsebene durch die Theorien der amerikanischen Intersubjektivisten (vgl. Orange, Atwood, Stolorow, 2001) sind Aspekte der Involviertheit des Behandelnden noch stärker in den Blickpunkt geraten. Die Co-Konstruktion einer Behandlungssituation, auch der jeweils unterschiedlichen Übertragungs-Gegenübertragungs-Konstellation, durch beide Beteiligten stellt das Hauptaxiom dieser Denkrichtung dar.

C.G. Jung (1946, 1995) ging sogar noch weiter und ging von einem gemeinsamen Unbewussten der in Kontakt getretenen Personen aus. Er konstatiert: »Damit befinden sich Arzt und Patient in einer auf gemeinsamer Unbewusstheit beruhenden Beziehung« (ebd., § 364). Auf dieser Ebene nahm er an, dass wesentliche förderliche und heilende Aspekte der Beziehung, ohne je benannt zu werden, dennoch wirksam für eine erfolgreiche Psychotherapie sind. Der von der von ihm begründeten Analytischen Psychologie als Aktivierung des Heilerarchetyps bezeichnete Vorgang verweist darauf, dass auch der Behandler mit seinen Verwundungen und Narben für den Analysanden erfahrbar werden muss. Dies zeigt sich in der Art und Weise seiner Interventionen und Äußerungen, weniger in einer Selbstoffenbarung, die ethisch problematisch wäre.

Gerade die Sichtweise der Analytischen Psychologie macht deutlich, wie weit weg vom therapeutischen Alltag sich die in Frage stehenden Apps befinden. Sie haben im Grunde nichts mit Psychotherapie zu tun, sie sind Surrogate oder Ersatzobjekte mit der Funktion eines Übergangsobjekts und einer Tröstung. Sie versuchen persönliche Beziehungen zu simulieren, müssen aber aufgrund der skizzierten Annahmen der intersubjektivistisch-psychoanalytischen ebenso wie der postjungianischen Psychologie, vor allem aber angesichts der Einsichten des gesunden Menschenverstandes scheitern.

Der Therapeut, die Therapeutin und deren Persönlichkeit sind der wichtigste Faktor, um Psychotherapie wirksam werden zu lassen. Oft genug beobachtet man immer noch Patient*innen, die erst nach einer langen Odyssee einen passenden Psychotherapeuten finden. Früher waren es die endlosen Facharztbesuche psychosomatischer Patienten, heute werden Apps zwischen Behandler*innen und Patient*innen geschaltet. Auch die jüngst erfolgte Einführung der psychotherapeutischen Sprechstunde war zwar zahlenmäßig ein Erfolg, ist aber inhaltlich sehr zu hinterfragen. Denn wenn nicht wirklich mehr Behandlungsplätze geschaffen werden, führt eine Sprechstunde nur dazu, einen neuen Puffer zu schaffen. Neue Therapieplätze werden so nicht geschaffen – ganz abgesehen davon, dass die Verpflichtung zur Sprechstunde die Psychotherapeut*innen meist dazu zwingt, diese Zeit von ihren regulären genehmigungspflichtigen Psychotherapiesitzungen abzuziehen.

Die Ethik der Behandlung

Zum Gelingen einer therapeutischen Begegnung gehört, dass ein geschützter Raum angeboten wird. Ein Therapeut, der sich nicht mehr sicher ist, ob die Daten seiner Patienten durch zentrale Anbindung an externe Server nach wie vor sicher sind, der fachfremden Technikern vertrauen muss, ohne diese einschätzen zu können, begibt sich innerlich aufs Glatteis und damit werden seine Professionalität und seine Integrität angegriffen. Eine entsprechende Verdrängungsleistung im Alltag wird notwendig, um überhaupt vertrauensvoll weiter die Arbeit tun zu können.

Somit bekommt psychotherapeutische Arbeit eine gänzlich andere Richtung. Hierauf bezieht sich auch Jacoby (1990), wenn er der nordamerikanischen Psychoanalyse in der Zeit nach dem Zweiten Weltkrieg folgende, erschreckend ähnliche Entwicklung attestiert: »Von der Medizin absorbiert, in ein trockenes, szientifisches Idiom übertragen, von konventionell und pragmatisch denkenden Ärzten praktiziert, nahm die Psychoanalyse während der vierziger und fünfziger Jahre [...] eine ganz andere Bahn« (ebd., S. 175). Und bezüglich der Menschen, die sich für diese und in ihr engagierten: »Immer seltener waren dies Menschen mit einem humanitären, intellektuellen oder politischen Engagement« (ebd., S. 174).

Der Vergleich zur hiesigen Situation liegt nah: Nehmen wir nicht teil an der politisch und wirtschaftlich gewollten Digitalisierung, werden wir sanktioniert. Dies ist bereits Realität – der Aufbau der Telematik-Infrastruktur wurde gesetzlich bestimmt. Mir sind Kolleg*innen bekannt, die Honorarabzüge in Kauf nehmen (bei gleicher Leistung!), auch ältere Kolleg*innen, die ihre Praxen aus diesem Anlass aufgegeben haben. Damit aber wird eine Selektion betrieben, die der von Jacoby (1990) beschriebenen bereits nahekommt.

Fernbehandlung

Nachdem der deutsche Ärztetag 2018 das Fernbehandlungsverbot aufgehoben hatte (Beschlussprotokoll Ärztetag 2018) und sich diesbezüglich vielerlei Neuerungen in Form von Behandlungsangeboten entwickeln, ist es wichtig, zum Beispiel auf die bereits 2014 beschlossene Berufsordnung der bayerischen Psychotherapeutenkammer zu verweisen, in der es heißt: »Psychotherapeutinnen und Psychotherapeuten erbringen psychotherapeutische Behandlungen im persönlichen Kontakt. Behandlungen über Kommunikationsmedien sind unter besonderer Beachtung der Vorschriften der Berufsordnung, insbesondere der Sorgfaltspflichten, zulässig. Dazu gehört, dass Eingangsdiagnostik, Indikationsstellung und Aufklärung die Anwesenheit der Patientin oder des Patienten erfordern« (PTK Bayern, 2021; vgl. a. Jedraßczyk, 2021). Hier werden Minimalbedingungen psychotherapeutischen Arbeitens formuliert. An dieser Stelle sind einige Differenzierungen vorzunehmen: Zum einen dient Technik der Herstellung eines nicht-präsenten Kontaktes (Videosprechstunde), zum anderen will er an seine Stelle treten (DIGAs). Schließlich ist der Einsatz von (digitaler) Technik zu unterscheiden von dem, was klassischerweise als Behandlungstechnik bezeichnet wird.

Lesmeister (2005), der sich viel mit dem Spannungsfeld zwischen Psychotherapie als einer Technik und Psychotherapie als Beziehung befasst hat, kommt zu dem Schluss: »Im Wirkungsfeld von Technik und Beziehung muss sich der Psychodynamiker mit dem Patienten in einer Spannung halten und bewegen können, die nicht zum Verschwinden zu bringen ist« (ebd., S. 43).

Nun meint der Begriff der Behandlungstechnik natürlich etwas ganz anderes als die Zuhilfenahme eines technischen Geräts. Die Technik der Behandlung versucht gewisse Regelmäßigkeiten psychischer Auffälligkeiten zu erforschen und daraus geeignete Interventionsformen für die Behandler abzuleiten. Sicherlich ist auch hier die Tendenz zur Standardisierung lange dominant gewesen, sie weicht jedoch in jüngerer Zeit dem um sich greifenden Ansatz der Anerkennung von Personalisierung. Wenn Psychotherapeut*innen mit psychodynamischem Hintergrund nun noch Psycho-Apps verordnen dürfen, fügen sie den bisherigen technischen Möglichkeiten der Abstinenz, der Deutung, der Konfrontation nicht nur eine weitere zu. Man lässt zu, dass sich die therapeutische Beziehung selbst verändert, einem dritten Objekt öffnet, das ebenfalls den Anspruch erhebt, für den Patienten sinnvoll und wirksam sein zu können. Damit tritt die App auch in eine Konkurrenz zur vertrauensvollen Beziehung zum Behandler oder zur Behandlerin. Es entsteht der Eindruck, dass der Therapeut nicht allzu viel von seinen Kompetenzen hält oder die Wirksamkeit seiner Methode anzweifelt – warum lenkt er sonst das Gespräch auf etwas Drittes? Er sagt im Grunde: »Erwarte nicht zu viel von mir, ich allein werde dir nicht helfen können. Aber da gibt es etwas Objektivierbares, Objektives, das kann dir helfen.« Die vorprogrammierte doppelte Enttäuschung kann dazu führen, dass die Enttäuschungswut, die naturgemäß dadurch ausgelöst wird, nicht auf den Therapeuten gelenkt wird, von dem sie konstruktiv für die Behandlung genutzt werden könnte. Der Patient wird, je nach Struktur, vielleicht eher dazu neigen, sich selbst die Schuld zu geben, weil er mit der App nicht gut klar gekommen ist. Oder: Die Technik ist mal wieder schuld.

Damit kommen wir zu einem weiteren wichtigen Aspekt der analytischen Psychotherapie, der durch Videotherapie, technische Geräte im Behandlungsraum, durch Apps verändert wird. Wir haben uns implizit schon hier und da darauf bezogen.

Die Übertragungsbeziehung

Psychodynamische Therapeut*innen gehen in ihrer Arbeit davon aus, dass jeder Patient und jede Patientin irgendwann ihren Ärger, ihre Wut und ihre Enttäuschung über den Therapeuten äußern müssen. Dies ist deshalb so essenziell, weil viele psychische Störungen auf genau diese Weise entstehen: Die Aggression, die durch mangelnde Abstimmung mit den frühen Bezugspersonen ausgelöst wird, wird von Kindern meist verdrängt, da sie Liebesverlust befürchten. In einer psychodynamisch-therapeutischen Beziehung sollen diese Affekte nun wieder aktiviert und wachgerufen werden. In der Regel gelingt dies erst in einer längerfristigen Behandlung, nachdem genügend Vertrauen aufgebaut wurde.

Nun bewirkt die Übertragung von Affekten auf die Person des Therapeuten psychodynamischer Verfahren, dass die Erwartung, dieser möge sich als ein besserer Vater, eine bessere Mutter entpuppen, enttäuscht werden muss. Zwar können bestimmte positive Erfahrungen gemacht werden, wir sprechen von korrigierenden emotionalen Erfahrungen; letztlich aber muss der Therapeut auch enttäuschen, denn er steht für das reale Leben und die Zeit außerhalb der Behandlung dem Patienten nicht zur Verfügung. Von Anfang an gilt es immer auch bereits Abschied zu nehmen. Im günstigen Fall wird so die Ablösung von den Eltern noch einmal auf eine meist stimmigere und förderlichere Art wiederholt und durchgearbeitet. Die dazugehörigen Affekte von Enttäuschung, Wut wie auch Schmerz und Trauer sind wesentlich für die Entwicklung eines lebendigeren Gefühlslebens beim Patienten. Dass diese Gefühle in der gemeinsamen therapeutischen Beziehung besprochen werden können, stellt eine Voraussetzung für Integration und Stabilisierung der psychischen Strukturen vieler Betroffener dar.

Generell ist das Aushalten schwieriger Emotionen ein wichtiger Meilenstein in der kindlichen emotionalen Entwicklung, Winnicotts Thesen (1974) wurden bereits zitiert. Mutet die Bezugsperson dem Kind keine Frustration mehr zu, überlässt sie es zum Beispiel bereits regelmäßig digitalen Geräten, um es zu trösten oder abzulenken, kann das Kind dementsprechende emotionale Reaktionen nur noch wenig erleben oder zeigen. Die Sicherheit des Kindes bleibt so aber immer brüchig, denn das Kind muss die phantasierten Auswirkungen seiner Aggression lebenslang fürchten. Diese innere Erwartung wird dann auf andere Menschen, auf Partner, aber auch auf den Therapeuten übertragen.

Ein digitales Gerät kann zwar auch enttäuschen, etwa wenn es keinen Akku mehr hat. Die Wut jedoch wird nicht beantwortet und oft genug hat eine starke Affektreaktion dann die fatale Folge, dass das Gerät zerstört ist. Was wiederum große Ängste vor Abgeschnittensein, also Objektverlust, und überwältigende Schuldgefühle hervorrufen kann.

Für Rosa (2016) geht es um den Erhalt von »Resonanzbeziehungen«: »In einer übersexualisierten Gesellschaft […] ist es aber möglich, sowohl die Sexualität weitgehend resonanzfrei zu leben als auch die übrigen Lebenssphären oder Weltbeziehungen zu enterotisieren und zu verdinglichen« (ebd., S. 142). Genau dies gilt es zu vermeiden, wenn Menschen nachhaltig geholfen werden soll. Diese Vorgänge sind von einer künstlichen Intelligenz oder gar einer App mit einfachen Fragebögen, Hinweisen, Tipps und Hausaufgaben nicht erfüllbar. Es fehlt ein einfühlsames, flexibles, auf den Einzelfall eingehendes Gegenüber. Algorithmen können ja immer nur für Patienten*innen*gruppen* einigermaßen stimmig programmiert werden, damit kann der »Einzelfall« sich am Ende nur schwerlich widergespiegelt sehen.

Die Abschaffung des Unbewussten

Zentral in der beschriebenen gesellschaftlichen Abwehrkonstellation ist die Negation und Verleugnung des Unbewussten. Bereits Freud war klar, dass die Theorie des Unbewussten großen gesellschaftlichen Widerstand erzeugen musste und dass seine Wissenschaft nie einen breites Publikum haben würde. Zwar sind seither sowohl die Erfolge der Psychoanalyse als Therapieverfahren wie auch der Einfluss der Psychoanalyse auf Kultur und Alltag durchaus bemerkenswert gewesen, sie geraten aber im gesellschaftlichen Diskurs seit Längerem wieder zunehmend in die Defensive. Eine lösungsorientierte Denkweise, wie sie sowohl verhaltenstheoretischen wie auch informationstechnologischen Ansätzen gemeinsam zu eigen sind, die ohne die Annahme von unbewussten Motiven auskommt, erklärt die enge Verflochtenheit dieses

Weltbildes und der daraus abgeleiteten Innovationen. In ihr wird nicht berücksichtigt, dass neben den bewussten Entscheidungen und Bewertungen des Menschen ein Großteil von Prozessen unbewusst abläuft. So wird man aus der Sicht analytischer Arbeit annehmen müssen, dass der Widerstand gegen eine Heilung, die ja die Berührung, die Kontaktnahme mit eigenen unangenehmen Gefühlen beinhaltet, beim Umgang mit technologischen »Therapiesurrogaten« schon viel früher in Kraft treten muss. Dieser Widerstand wird sich aber nun in mangelnder Compliance mit einem Programm ausdrücken oder in nicht ausreichend tiefgehender Problemanalyse beim Verfassen der Selbsteinschätzung. Schließlich führt eine solchermaßen mangelhafte Selbsteinschätzung zu fehlerhaft gestellten (Selbst-)Diagnosen. Hier braucht es immer die persönliche Begegnung und Einschätzung eines *Anderen*, da ja die Krankheit eine Beziehungsproblematik ist. Noch einmal: Psychische Störungen entstehen im Miteinander der Menschen und sind auch nur in einem solchen Miteinander auflösbar oder korrigierbar (vgl. Kächele, 2005).

Auch Martin (2006) hat dies bereits vor anderthalb Jahrzehnten problematisiert. Er attestiert dem Internet (und damit den damals noch nicht bekannten Apps) eine starke regressionsfördernde Wirkung: »Offenbar wird das Internet – wie die Eltern in der ›Omnipotenzphase‹ während der psychischen Entwicklung des Kleinkindes – als ein Medium erlebt, das dem User das Gefühl gibt, allmächtig zu sein und die (virtuelle) Welt selbst erschaffen zu haben. Aufgrund der regressionsfördernden Funktion von Internetbehandlung […] [wird] der Behandler im Vergleich zur klassischen Psychotherapie verstärkt idealisiert oder abgewertet«. Mit dieser Vernachlässigung von Unbewusstem und Übertragung aber werden gerade besonders ängstliche und schamhafte Affekte der Patient*innen beantwortet. Diese glauben, ohne die beunruhigende persönliche Begegnung mit einem realen Anderen (dem Therapeuten) eine Erleichterung erreichen zu können. Schwerere Störungen bleiben so länger nicht adäquat behandelt und können sich noch verfestigen.

Gefühle und Denken

Kurz soll in diesem Abschnitt auch noch der etwas überdehnte Diskurs über die Bedeutung der Gefühle gegenüber dem Denken zu Wort kommen. In der (problematischen) Gegenüberstellung von Technik und Mensch wird allzu oft auch zwischen der (meist positiv bewerteten) Vernunft und den (schwierigen) Gefühlen, wie sie zu allerlei Neurosen führen können, unterschieden. Grundlage vieler humanistischer, aber auch neuerer Theorien in der heutigen diversen psychoanalytischen Landschaft ist die (begründete) These, dass die meisten Patienten daran leiden, dass sie keine angemessene Wahrnehmung ihrer Gefühle (akademisch: Affekte) haben, diese nicht angemessen regulieren (also ggf. auch verdrängen oder verarbeiten) können und sich infolgedessen auch im Sozialleben mit der Kommunikation dieser Gefühle schwertun. Sie finden nicht den richtigen Ton, den richtigen Zeitpunkt, zu vieles wird anklagend vorgebracht, oft entsteht regressives Verhalten, das die Bedürftigkeit zementiert und eine autonomere Lebensweise erschwert.

Wenn sich auch manches gegen eine solche wiederum schnell apodiktische Sichtweise vom Vorrang der Gefühle gerade vor dem Hintergrund von deren oft fraglicher sozialer Akzeptanz sagen lässt, so kann man festhalten, dass der Themenkreis Digitalisierung bislang meist eher vernunftgeleitete Lösungen vorzuschlagen in der Lage ist. Die besondere Nähe und Wirksamkeit der Kognitiven Verhaltenstherapie zu und in digitalen Anwendungen spricht Bände. Hier wird der Zeitgeist genutzt und ein Joint Venture der nun auch professionellen Vermeidung von gefühlsmäßigen Verbindungen zum Therapeuten eingegangen.

Hinzu tritt folgender komplexer Sachverhalt: Die Analytische Psychologie in der Nachfolge C.G. Jungs legt nahe, dass die Unterdrückung einer Sichtweise diese langfristig sogar zu stärken in der Lage ist. Wie das? In seiner Typologie stellte Jung (1995) fest, dass Menschen, die sich einseitig auf ihren Verstand und ihre Vernunft stützen, in ihren Beziehungen unbewusst häufig von ihren Emotionen gesteuert werden: »Je stärker die Gefühle verdrängt sind, desto schlimmer und heimlicher beeinflussen sie das Denken […]. Der intellektuelle Standpunkt […] wird dogmatisch-starr« (ebd., § 590). Die unterdrückte Emotionalität zeigt sich etwa in irrationalen Entscheidungen, die sich die Person dann selbst nicht erklären kann. Insofern können diese kompensatorischen Mechanismen, von denen Jung annimmt, dass sie nicht nur für die Einzelpersönlichkeit, sondern auch für gesellschaftliche Gruppen zutreffen, auch erklären, wieso »vernunftgeleitete« Neuerungen wie digitale Tools so stark emotional besetzt werden können.

Folgen wir dem erwähnten Gegensatzprinzip Jungs, muss die These jedoch hoffnungsvollerweise heißen: Je mehr Dominanz der Bereich der rein verhaltenstheoretischen Paradigmen und digitalen Gesundheitsanwendungen erhält, desto stärker wird auch das Verlangen nach dem, was unter die Räder zu geraten droht: Beziehung, Zeit, Geduld und manchmal auch Demut im Umgang mit psychischer Belastung und Krankheit. Das lebhafte Interesse von vielen jungen Studierenden an psychodynamischem Denken und entsprechender Praxis lässt hoffen. Viele sind auch an philosophischen und gesellschaftskritischen Standpunkten interessiert.

Infantilisierung

Der betuliche Ton und die paternalistisch-maternalistische Attitüde von Psycho-Apps mit Hilfen zur Depressionsbewältigung infantilisiert die Patient*innen ganz ähnlich wie das uralte Beispiel des Arztes, der die Patientin gutmütig fragt: »Wie geht´s uns denn heute?« Ein solches Arztbild aber vermittelt auch ein ganz bestimmtes Beziehungsbild: das des mächtigen, wissenden Helfers und das des armen, bedürftigen Kranken. Im Bereich der Psychotherapie ist das problematisch, da diese die Befreiung aus abhängigen Beziehungen anstrebt.

Psychische Störungen werden häufig sehr leidvoll erlebt, nicht selten auch von Angehörigen. Dennoch ist es oft nicht sinnvoll für die Behandler*innen, davon auszugehen, dass die Patient*innen nur die Opfer und nur leidend sind. Oft sind auch das Umfeld, die Familie, die Arbeit, die Peers, die Mitmenschen in die Überlegungen einzubeziehen. Gerade narzisstische oder histrionische Störungen sind stark manipulativ geprägt, oft ist es eher das Umfeld des Patienten, das unter diesem leidet, nicht so sehr der Patient selbst. Dieser sucht die Schuld gern bei den anderen. Das heißt: Man kann Symptomäußerungen oft nur symbolisch und nicht konkret verstehen und das wiederum vermag keine Software.

Eine Sichtweise auf den Patienten als Kunden betrachtet diesen als jemanden, der etwas braucht, um zu gesunden. Dieses »Etwas« wird immer mehr als etwas gesehen, dass man konsumieren kann, in der Hand halten kann in Form eines Handys. Hier landet der Siegeszug des Neoliberalismus an den Gestaden der Seele. Er erzählt die Mär vom immer bereiten, immer verwendbaren virtuellen Gegenüber. Die für die persönliche Reifung notwendige Erfahrung der Einsamkeit, der Sinnsuche, der Innenschau wird vermieden. Doch eigene verborgene und verdrängte Gefühle lassen sich schlecht im Außen finden. Sie sind im realen Gespräch mit einem leiblichen Gegenüber, in Träumen, in Phantasien, in Kunstwerken, in der Musik zu erahnen, zu entdecken. Nicht dort, wo eine App mit neutraler Frauenstimme sagt »Oh, ich glaube du bist traurig. Das tut mir leid. Wie wäre es, wenn du folgenden Fragebogen ausfüllst?« Niemandem tut da etwas leid! Ein solcher Umgang mit psychischer Not generiert eine Wiederholung von teils traumatischen Verlassenheitserfahrungen! Daher sind diese technischen Gadgets für das Vorhaben der Belebung des Seelischen ungut und gefährlich. Knoblauch (2000) verweist im Gegensatz dazu auf die Bedeutung von Rythmizität und klanglichem Abgleich zwischen den Beteiligten: »Similarly, therapist and patient, often unconciously [...] are influencing and intersecting the subjective experience of each other with the music of their utterances« (ebd., S. 160).

Was ist heilsam?

Positive Zeichen: Die zunehmende Bedeutung der Gruppentherapie

Die meisten bisherigen Überlegungen stammten aus der Perspektive der psychotherapeutischen Dyade, der Einzelbehandlung. Der Londoner Gruppenanalytiker Farhad Dalal (1998) dreht das bisherige Denken über die Psychologie des Individuums um. Er geht von den sozialen Einheiten aus, in denen wir alle leben und die daher *in* uns allen lebten. Er vertritt die Ansicht, dass auch die Psychologie des Einzelnen nur vor dem Hintergrund seiner Einbettung in Gruppenkontexte verstehbar ist. Der Einzelmensch, so Dalal, müsse mehr als Teilnehmer und Partizipierender an Gruppen, also am Sozialen gedacht und definiert werden. Jedes Denken, dass das Individuum als monadische Größe konzipiere, jede allzu starke Fokussierung auf das lediglich Intrapsychische könne in die Irre leiten. Interessanterweise teilt auch Altmeyer (2016) die Ansicht, dass es hilfreich sei, sich mehr am beobachtbaren intersubjektiven Miteinander zu orientieren, er verneint aber insbesondere den auch möglichen problematischen (vgl. Kap. 7, Abschnitt »Resonanz, Dialogik, Kommunikation«) Einfluss der Gruppe auf den Einzelnen, wenn er von der Überschätzung des stattfindenden Wandels in der Gesellschaft ausgeht. Man fühlt sich an Margaret Thatchers »And you know, there's no such thing as society« (Thatcher, 1987) erinnert.

Der Philosoph Scheidegger meint dazu: »Autoren wie Robert Pippin insistieren deshalb auf das Soziale, das jedem Privaten vorausgeht. Der Individualismus verkennt diese fundamentale Bedingung. Er setzt gewissermaßen zu spät an und verwechselt Selbstgestaltung mit Selbstschöpfung. Dabei steht noch hinter jedem erfolgreichen Menschen eine starke Gesellschaft. Gegen den Individualismus gilt es darum, den Dividualismus oder Relationalismus zu verteidigen: die Anerkennung der fundamentalen Bedeutung des Kollektivs, des Netzwerks, des organischen Systems als Vorbedingung jeder Vereinzelung. Ihre praktische Entsprechung findet diese Anerkennung in alten Ideen wie dem Steuersystem, dem Solidarprinzip, freiem Zugang zu Bildung und Wissen, ihren modernen Weiterentwicklungen wie dem bedingungslosen Grundeinkommen und der Commons-Bewegung oder eben den Ideen von Zirkularität und Nachhaltigkeit« (Scheidegger, 2020).

Die gerade vielfältig geförderte Gruppenpsychotherapie, höchst effektiv, mit einem starken Beitrag zur Verbesserung der Versorgung von psychischen Kranken, steht in krassem Gegensatz zu Gesundheits-Apps, die nur Einzelnen verordnet werden können und sollen. Noch deutlicher als das Einzelsetting steht die Gruppentherapie für die Wirksamkeit des direkten, vielfältigen menschlichen Kontaktes. Stuck (2020) verweist auf die Grundannahme der Gruppenanalytiker: »Gruppentherapie ist die Therapie der Gruppe durch die Gruppe in der Gruppe, so benennt Foulkes das Prinzip der Gruppenpsychotherapie« (ebd., S. 85). Die vielfältige Spiegelung, Konfrontation, Auseinandersetzung in der Gruppe, vor allem aber die Erfahrung der Dazugehörigkeit, des Angenommenseins, des gegenseitigen Vertrauens lassen Menschen in einer Psychotherapiegruppe wachsen und ihr Leiden verstehen und ein Stück überwinden. Wie auch in einer Einzeltherapie, ich spreche hier immer zunächst von der analytischen und tiefenpsychologisch fundierten Therapie, wirkt in einer Gruppenpsychotherapie nicht, dass man die richtigen Antworten auf seine Fragen bekommt, sondern dass man lernt, anders zu fragen und einen anderen Blick auf sich zu entwickeln.

Der Blick auf psychische Krankheit selbst soll in einer Therapie verändert werden. Der analytische Blick sieht psychisches Leiden nicht als etwas, das man sich abtrainieren können sollte oder das aus dem Leben verschwinden muss. Es geht um die Entwicklung einer anderen Haltung als derjenigen, die die meisten Menschen haben, wenn sie eine körperliche Erkrankung haben und entsprechende Medikamente vom Arzt erhalten.

Die gruppentherapeutischen Verfahren kontrastieren in besonderer Weise gegenüber den Versuchen, den Zugang zu psychotherapeutischen Leistungen zu technisieren oder diese gar durch Apps zu ergänzen. Ich will gar nicht bestreiten, dass nach dem Aufbau einer vertrauensvollen Arbeitsbeziehung zum Psychotherapeuten für manche Angst- oder Depressionspatienten solche Apps zusätzlich hilfreich sein können, etwa im Sinne eines Übergangsobjekts. Dennoch geht es in Psychotherapien allem voran um das gemeinsame Erleben von emotionalen und kognitiven Wandlungsprozessen, die durch Virtualisierung vermieden und verdeckt werden. Gerade Gruppen bezeugen durch die Wirksamkeit des in ihnen stattfindenden gemeinsam erlebten Entwicklungsprozesses hin zu mehr Kommunikation, Offenheit, Selbst- und Fremdannahme, wie wichtig der reale menschliche Kontakt gerade in seiner Vielfältigkeit ist, um zu psychotherapeutisch gewünschten Veränderungen zu gelangen.

Freuds Junktim von der Einheit von Forschung und Heilung (Freud, 1927) in der psychodynamischen Praxis erfährt seine Bestätigung in der Erfahrung, dass nur die leibhaftige Begegnung in einem in jeder Hinsicht geschützten Praxisraum einen solchen Vorgang in Ganz zu setzen in der Lage ist. Dieser Erkenntnisprozess, den eine Psychotherapie im günstigen Fall auslöst, ist mitnichten ein nur verstandesmäßiger, sondern vielmehr ein impliziter, emotionaler Erfahrungszuwachs, der allein mit der Sprache der Logik, auf die sich die Digitalisierung stützt und stützen muss, nicht beschreibbar ist.

Übrigens: Es sind beide Aspekte des Freudschen Junktims bei C. G. Jung anders zu beschreiben – das Forschen nicht als Aufdecken, sondern als sukzessives, nicht festhaltendes Ausleuchten von Unbewusstem, ihm Ausdruck und Bilder verschaffend. Das Heilen nicht als aktiver Akt durch Deuten und Einsicht, sondern als Resultat der wachsenden inneren Verwobenheit des vorher abgespaltenen Unbewussten, ja des Unbewussten beider Beteiligten im therapeutischen Prozess mit dem Bewusstsein. Dazu aber müssen diese beiden sich von der äußeren Welt in einen geschützten Raum zurückziehen dürfen.

Die Fähigkeit, allein sein zu können

Scheinbar im Widerspruch zu den im letzten Abschnitt beschriebenen Wirkkräften von Gruppen steht eine Fähigkeit, die im günstigen Fall ebenfalls am Ende einer Psychotherapie steht. Ich spreche von der Fähigkeit, allein sein zu können. Diese speist sich aus der inneren Sicherheit, die im Laufe einer Psychotherapie aufgebaut werden kann, aus einer ausreichenden inneren Autonomie gegenüber anderen Menschen. Dieses innerliche Zur-Ruhe-Kommen führt zu einer Symptomreduktion, zu belastbareren Beziehungen, was sich auch in einer ruhigeren Sprechweise in den Sitzungen zeigen kann. Schaltet man nun ein digitales Tool dazwischen, das zum Beispiel beim Auftauchen innerer Spannungen Abhilfe verspricht, so verspielt man eine Chance für den Patienten, zu entdecken, dass er oder sie Ängsten und inneren Spannungen durchaus schon durch den Aufbau selbstregulativer Kompetenzen gewachsen ist. Ähnlich wie bei der Handynutzung entsteht ein regelrechter Suchtdruck in Richtung der Entlastung versprechenden App. Stellt Erstere doch, wie einschlägige Berichte zur Nutzung von Handy-Apps zeigen (z. B. Schwarz, 2019) eine Ablenkung von bedrängendem inneren Erleben dar. Dementsprechend hat die Weltgesundheitsorganisation WHO bereits 2019 die »Gaming Disorder« und »Online-Spielsucht« als Krankheiten definiert.

Letztlich bietet eine App weder einen realen, entlastenden Kontakt noch die essenzielle Erfahrung, sich selbst beruhigen zu können. Dies aber ist für den Aufbau einer inneren Struktur wichtig. Therapie als Beziehungserfahrung soll dazu befähigen, sich nicht wiederum in Beziehungen oder von Dingen abhängig zu machen, sondern unabhängig und ausreichend resilient Spannungen trotzen zu können, ohne gleich eine Lösung parat haben zu müssen. Wenn Apps »konsumiert«

werden können, wird die vorherrschende Marktlogik einfach in die Psychotherapie übertragen. Gerade C.G. Jung hob dagegen die Notwendigkeit der Erfahrung des Aushalten-Könnens von inneren Gegensätzen und Ambivalenzen hervor: »The apparently undurable conflict is proof of the rightness of your life. A life without inner contradiction is either only half a life or else a life in the Beyond« (Alder & Jaffe, 1992, S. 375).

Um den Schlaf gebracht

Mein bisheriger Eindruck von Gesundheits-Apps, die entsprechend des verhaltenstheoretischen Menschenbildes aufgebaut sind, widerspricht den psychodynamisch-analytischen Annahmen. Es wird das Bild vermittelt, dass es sich bei der Seele, also hier psychischen Störungen, auch um per Technik zu beeinflussende oder zu manipulierende Zustände handelt. In der Schlaf-App »somnio« erteilt ein virtuelles Gegenüber namens »Albert« Ratschläge, um einen besseren Schlaf zu befördern. Dass Studien auch hier zeigen, dass die Nutzung der App erfolgversprechend sei, ist nicht verwunderlich. Schließlich ist auch die Beschäftigung mit meinem Schlaf im Sinne der Selbstzuwendung zu meinem Problem hilfreich und beruhigend. Wenn aber begrifflich von »Schlafeffizienz« die Rede ist, dann wird das leistungsorientierte Denken, das viele am Abschalten und Zur-Ruhe-Kommen hindert, als Lösung deklariert. Auch die Bildschirmnutzung zu später Stunde soll ja die Melatoninausschüttung behindern (vgl. https://www.focus.de/gesundheit/ratgeber/schlafprofessor-das-handy-neben-dem-bett-ist-okay-aber-nicht-fuer-alle_id_10905969.html), ein recht paradoxer Befund angesichts der empfohlenen App.

Aus tiefenpsychologischer Sicht ist eine Schlaf-App das größtmögliche Oxymoron. Der Schlaf führt uns psychologisch in unsere allerfrüheste Zeit zurück, die Zeit unserer Entwicklung im Uterus unserer Mutter. Man schafft sich ähnliche Bedingungen (Wärme, Weichheit, Ruhe), die dann helfen, den Schlaf, das Ruhen des Bewusstseins, einzuleiten. Die Überwachung und Kontrolle des Schlafes mittels einer App widerspricht dem Gedanken, dass der Schlaf eben gerade aufgrund seiner Unverfügbarkeit, seines nicht künstlich Herstellbarseins, so erholsam und köstlich für uns sein kann. Zudem erkannte Freud im Traum den Hüter des Schlafes. Hat er ausgedient?

Der Schlaf ist einer der Momente in unserem Leben, in denen wir uns einer größeren Macht überlassen, die sich in der Weisheit unseres Körpers und unserer Seele zum Ausdruck bringt. Die Idee zu propagieren, dass auch dieser Rückzugsraum des Stillen, Unverständlichen, Abgründigen, zutiefst Privaten nun optimiert und verdatet werden sollte, empört diejenigen, die den Zugriff der Datensammler als Angriff auf ihre persönliche Unversehrtheit empfinden.

Schmerz

Und noch andere Bereiche des seelischen Erlebens geraten immer mehr unter die Herrschaft des Gedankens von Kontrolle und Selbstoptimierung. So auch der Schmerz – physischer wie auch psychischer. Schmerzhafte Erlebnisse werden von Menschen häufig verdrängt. Wenn die Stabilität des Selbstbildes gefährdet oder die Fähigkeiten der Selbstregulation überlastet sind, neigen wir dazu, uns innerlich zurückzuziehen. In einer Psychotherapie kommt es häufig nach einiger Zeit dazu, dass schmerzhafte Erinnerungen bewusst werden und damit auch besprechbar. Freuds (1916–1917g) Begriff der Trauerarbeit meint, den seelischen Schmerz zulassen zu können, der mit der Verarbeitung früher Traumata, Enttäuschungen und schlimmer Erfahrungen und dem daraus erwachsenden Gewordensein zusammenhängt. Dies in der bezeugenden Anwesenheit eines Anderen, des Therapeuten. Das Erleben des Schmerzes ist ein wichtiger seelischer Prozess, der Veränderung, Wandlung und Reifung ermöglicht. Dies wird übersehen und übergangen, wenn sich eine digitale »Wohlfühl-Therapie« ausbreitet. Ausschließlich gute Gefühle und »zufriedene Kunden«, das ist für psychodynamische Kolleg*innen etwas für die Anfangsphase der »analytischen Flitterwochen«. Ohne Konflikt und Dissens, ohne Angst und ohne Ambivalenz gibt es keine nachhaltige Entwicklung bei ausgeprägten seelischen Problemen. Verwiesen sei auch noch einmal auf Hans Analyse der schmerzvermeidenden »Palliativ-Gesellschaft« (2020), in der es durchaus Analogien zum psychischen Schmerz aufzufinden gibt. Han: »Die digitale Ordnung ist vom Dataismus, vom Datentotalitarismus beseelt. […] Das Numerische ist transparenter, verfügbarer als das Narrative« (ebd., S. 65). Die Lösungen werden nicht mehr in den Geschichten gesucht, die jemand erzählt, sondern in den Daten, die man von ihm oder ihr generiert. Eine Dissoziation.

Verhinderung persönlicher Bindung

Auch nach Fuchs (2020) gibt es empirische Hinweise für ein Nachlassen der Fähigkeit zur Empathie in der Bevölkerung. »Eine wahrscheinliche Ursache liegt in der Zunahme virtueller Beziehungen und fiktionaler Empathie, verbunden mit einer Verringerung zwischenleiblicher Erfahrungen« (Fuchs, 2020, S. 138f.). Er stellt kritisch fest, dass eine Vielzahl relevanter Kommunikationskanäle digital kaum zu transportieren sind wie das aktive Zuhören, das Spüren der leiblichen Präsenz des Anderen, die Möglichkeit der Berührung und des Berührtwerdens. Damit trifft er aber einen wichtigen Punkt der Kritik sowohl an Videosprechstunden wie an digitalen Gesundheits-Apps.

Die Ausbreitung des Digitalismus schreitet fort. Hardt (2012) hat ausgeführt, dass sich ein Verständnis von Kontakt und Kommunikation ausbreitet, das bedenklich stimmt. »Was mich sehr besorgt, ist die Missachtung der Lebenswelt« (Hardt, 2020a). Digitalisierung als ein Kulturprodukt werde zunehmend zum Kulturinstrument, das Denken, Handeln, Fühlen sowie das ganze Leben nach seiner Logik transformiert (vgl. Hardt, 2020a, S. 298). Fuchs (2020) zitiert Waldenfels (1995), der davon spricht, dass sich mit der Digitalität »eine schillernde Zwischenwelt zwischen Sehen und Gesehenes, Sagen und Gesagtes, zwischen Mitteilung und Mitgeteiltes, zwischen Handeln und Tat, zwischen Gefühlsregung und Gefühlsäußerung schiebt«.

Anknüpfend an die oben genannte These des Dazwischenschiebens der digitalen Medien von Waldenfels lässt sich sagen, dass bereits ein Fragebogen, zu Beginn der therapeutischen Begegnung ausgeteilt, eine ganz spezielle Mitteilung transportiert. Nämlich die, dass ich den Patienten (auch) als quantifizierbar, objektivierbar, als eine mögliche (zu korrigierende) Abweichung von einem Standardwert anzusehen gewillt bin. Ich schiebe etwas zwischen ihn und mich, ich gebe mein Interesse für »Daten« und deren Auswertung zu erkennen, lasse mich nicht allzu sehr auf den unplanbaren, offenen, die Beziehung gleichzeitig reflektierenden Kontakt zum Patienten ein. Denn psychologisch kann es ja vor allem interessant und aufschlussreich für den Patienten sein, wie sein Therapeut sein Auftreten und seine Schilderungen empfindet. Genau daraus beziehe ich als psychodynamisch orientierter Psychotherapeut in der Gegenübertragung als meiner Gefühlsreaktion auf den Patienten wesentliche Erkenntnisse über dessen Persönlichkeit, Pathologie und auch für den individuellen Behandlungsplan, für das bei diesem Patienten durch meine Behandlung Mögliche. Jedes vor den direkten Kontakten ausweichende Handeln kann als Zurückweisung, als Desinteresse, als verfrühtes Eindringen in die Privatsphäre des sich noch schützen müssenden Klienten empfunden werden.

Mit unreflektierter Digitalisierung treibt man daher den Teufel mit dem Beelzebub aus und signalisiert: Auch ich, der Psychotherapeut, scheue eine allzu nahe, verbindliche Beziehung, mag mich nicht wirklich auf die Probleme des Gegenübers einlassen, bevorzuge smarte, clevere Vorstellungen von psychischer Gesundheit, die ich meinen Patienten überstülpe, noch bevor ich deren Individualität begegne. Außerdem werde ich vor der Einsicht geschützt, dass ich auf diese

Weise nicht in die innere Bredouille gerate, jemandem helfen zu wollen in vollem Bewusstsein, dass auch seine gesellschaftliche Situation eine wirklich nachhaltige Verbesserung seiner persönlichen Situation womöglich sehr schwer macht.

Wenn wir hier von der Arzt-Patient-Beziehung im Allgemeinen sprechen, so gelten dort natürlich die selben Gesetzmäßigkeiten und Beobachtungen wie für eine Beziehung zwischen Psychotherapeut und Patient, denn jenseits ihrer fachlichen Qualifikationen sind beide in einer helfenden Funktion oder besser Beziehung zum Patienten. Die Psychologie hat schon immer ihr Wissen für den Bereich der Arzt-Patient-Beziehung zur Verfügung gestellt, man denke nur an die bekannte Einrichtung von Balint-Gruppen, benannt nach dem ungarischen Psychoanalytiker Michael Balint (1996).

In der Beziehung Psychotherapeut*in-Patient*in kommt in Ermangelung des Einsatzes von Apparaturen oder pharmakologischen Interventionen wie in einem Brennglas zum Vorschein, dass jedes ärztlich-therapeutische Handeln vor dieselben ethischen und moralischen Fragen gestellt ist. Auch als somatischer Arzt muss ich vor allem mit dem vorausgesetzten Vertrauen des Patienten in die Wirksamkeit meiner Behandlungsvorschläge arbeiten. Noch mehr Vertrauen benötigt naturgemäß der Psychotherapiepatient, der keine sichtbaren Eingriffe erwarten kann und der es, wie sein Behandler, mit so etwas wenig begreifbar und sichtbar zu Machendem wie der Psyche oder Seele zu tun hat.

Viele der heutigen psychischen Probleme entstehen aufgrund von gestörten Bindungsstilen, wie sie John Bowlby (vgl. Grossmann & Grossmann, 2020) beschrieben hat. Ein Beispiel wäre der problematische Stil der unsicher-vermeidenden Bindung, wie ihn die Digitalität eher noch befördert. Er wird so beschrieben: »Kinder zeigen eine Pseudounabhängigkeit von der Bezugsperson. Sie zeigen auffälliges Kontakt-Vermeidungsverhalten und beschäftigen sich primär mit Spielzeug im Sinne einer Stress-Kompensationsstrategie« (https://de.wikipedia.org/wiki/Bindungstheorie). Man beachte die Analogie zu den digitalen Gadgets! Psychotherapie kann aber eine neue Erfahrung von Bindung ermöglichen und so Beziehungsfähigkeit entwickeln helfen und stabilisieren.

Das Unverfügbare

Die Kernfrage dieses Buches ist diese: Wie kann man zwei völlig inkommensurable Bereiche wie die des neoliberal motivierten globalisierten Digitalismus und die »Seele« als eine aus der Antike stammenden Vorstellung in Beziehung setzen? Muss nicht alles, was unser modernes-postmodernes Leben und unser Wirtschaften kennzeichnet, einen gewissen seelenlosen Aspekt aufweisen? Würde es sonst überhaupt funktionieren? Mittlerweile mehren sich die Zeichen, dass die nun schon Jahrzehnte bestehende Warnung vor den Folgen unserer Naturzerstörung nicht übertrieben gewesen ist. Ist also der seelenlose Zustand der Welt das Problem? Und kann der Rückgriff auf die Seele uns von manchen Irrwegen abhalten und neue Wege eröffnen?

Schaut man sich in der Welt junger Menschen um, ihrer Art zu denken, zu arbeiten, zu gestalten, so regt sich Hoffnung. Dort werden viele der Gewissheiten »alter, weißer Männer« nicht mehr verteidigt. Man geht einfach neue Wege, denkt lokal, ökologisch, ohne Prestige und Statussymbole vor sich her tragen zu müssen. Aus deren Sicht kann die Diskussion um die »Seele« als obsolet gelten. Aber nicht, weil sie keine Seele bräuchten, sondern weil ihnen allein die Begrifflichkeit zu altbacken ist. Ich spreche also von etwas als der »Seele«, das ich hier zwar so nenne, das man aber genauso gut anders beschreiben kann. Es geht darum, zu fragen, was aus uns Menschen wird, was wir als menschliche Essentials jenseits aller Weiterentwicklungen und Wandlungen ansehen. Wir bewegen uns im Bereich der Wertvorstellungen postmoderner Gesellschaften, die allzuoft nicht zum »every day life« der Menschen passen – zu ihren Gefühlen, Gewohnheiten oder Handlungsweisen, zum Profanen und Alltäglichen, das im Zentrum unserer Arbeit als Psychotherapeut*innen steht. Mit »Seele« ist »im heutigen Sprachgebrauch oft die Gesamtheit aller Gefühlsregungen und geistigen Vorgänge beim Menschen gemeint.« Und weiter: »Darüber hinaus gibt es religiöse und philosophische Konzepte, in denen sich »Seele« auf ein immaterielles Prinzip bezieht, das als Träger des Lebens eines Individuums [...] aufgefasst wird« (»Seele«, *Wikipedia*, 20.03.2021). Radikal sieht Wolfgang Giegerich den Begriff »Seele«. In *What Is Soul?* (2012) betont er den nicht verfügbaren Rest seelischen Lebens, wenn man so will, den »göttlichen Funken«, über den sich niemand hinwegsetzen kann, der sich als nicht herstellbar oder beeinflussbar zeigt. Zunächst einmal schließt Giegerich aus, dass es sich bei der Seele einfach nur um das handelt, was wir als Psyche zu bezeichnen gelernt haben. Seele und Psyche betrachtet er nicht als Synonyme, sondern der Begriff Seele hat für ihn (vgl. Hillman, 1975) eine gänzlich andere Qualität. Das Sprechen von der Psyche seit Beginn des 20. Jahrhunderts demonstriere lediglich, dass wir uns des Seelischen entledigen wollten, es solle beherrschbar gemacht werden.

In vielem muss man ihm Recht geben, hat doch die akademische Psychologie und ihre »Psyche« einen großen Einfluss auf das Denken der Menschen über sich gehabt. Vor allem haben wir gelernt, dass die Psyche mittlerweile als ein nur individueller Schatz angesehen wird und zunehmend setzt sich auch der Gedanke durch, dass man diese Psyche zu optimieren hat, um ein ausreichend glückliches

Leben führen zu können (vgl. Illouz, 2011) – mit zum Teil höchst problematischen Folgen. Beim Seelischen, meint Giegerich, handelt es sich um etwas anderes als die Psyche, nämlich um das ganz Andere: Das, was in unser Leben einbricht, etwas Schicksalhaftes, Numinoses, wie Jung zu sagen pflegte. Seele, das ist etwas, das in uns lebt, über das wir aber nicht verfügen können, wie etwa ein Traum, der ohne unseren Willen von uns geträumt und erinnert wird.

In diesen Vorstellungen ist die Seele eine Kraft, die uns etwas zu sagen hat, auf die wir achten sollten, damit wir unseren Entwicklungsweg und Sinn in unserer Existenz finden können. Nach Han (2021) gehören »›Geworfenheit‹ und ›Faktizität‹ […] zur terranen Ordnung. Die digitale Ordnung *defaktifiziert* die menschliche Existenz. Sie akzeptiert keinen umverfügbaren Seinsgrund« (ebd., S 11). Auch er kritisiert hart die um sich greifende Auslöschung von Geschichte und Erinnerung: »Erst Narrationen stiften Sinn und Zusammenhang« (ebd., S. 10). Der Frage nach Sinn im Leben kommt in Psychotherapien oft große implizite Bedeutung zu. Auch diese Frage wird zunehmend weniger zugelassen. Dabei steht ein sinnhaftes Erleben des eigenen Lebens durchaus in Korrelation zur allgemeinen Zufriedenheit auch in der Postmoderne (vgl. Frick & Lautenschlager, 2008).

Kontrolle auf allen Ebenen

Bewertungsmanie

Die Online-Bewertungsforen von Praxen stellen bereits seit Langem eine Problematik dar. Sicher ist nichts dagegen zu sagen, dass Patient*innen ihre Therapie nach Abschluss der Behandlung bewerten und sich dazu auch öffentlich äußern. Die Tatsache aber, dass analytische Psychotherapie eine Wiederbelebung auch negativer Beziehungserfahrungen bedeutet, also eine negative Übertragungsbeziehung auf den psychodynamischen Therapeuten hervorrufen kann, ist durchaus erwünscht. So sollen die früh entgleisten Beziehungsmuster einer Neuformierung und Korrektur unterzogen werden. Dazu müssen sie oft zunächst wiederholt und dann durchgearbeitet werden. Kommt es aufgrund einer dramatischen Verschlechterung des Zustandes des Patienten, einer nicht ausreichend belastbaren Struktur oder aber auch aufgrund einer nicht-empathischen Intervention des Therapeuten zu einem Therapieabbruch und zu einer nachfolgend negativ-wütenden Bewertung im Netz, so kann diese daher nicht unbedingt als valide Information angesehen werden. Der Hintergrund zur Bewertung dieser Information wird nicht mitgeliefert, sodass es zu Fehleinschätzungen der Qualität von Behandlungsverfahren oder auch einzelnen Behandler*innen kommen kann. Ganz zu schweigen davon, dass so sehr schnell die Existenz eines Kollegen bedroht sein kann, ähnlich wie in einem sogenannten Shitstorm, jenem Massenphänomen, das das eine solche Anonymität ermöglichende Internet mit sich gebracht hat.

Zweifelhafter Fortschritt

Folgt man der Transformationsforscherin Maja Göpel (*ZEIT*-Podcast, 2021), dann ist unser Denken inzwischen so eindimensional und unkreativ, dass wir uns Fortschritt nur noch in Form wirtschaftlichen und monetären Gewinns vorstellen können. Man möchte hinzufügen: Dementsprechend sind auch die Vorstellungen der Reform des Gesundheitswesens nur von dergleichen Überlegungen geprägt. Dass hingegen auch gesellschaftlicher Fortschritt von gelingenden Psychotherapien abhängt, ist ein Faktum, über das nur wenig nachgedacht wird. Hier sind die Schätze zu finden, die es zu heben gilt. Und auch die Expertise der Psychotherapeut*innen wird viel zu wenig berücksichtigt.

Gerade in der derzeitigen Coronakrise wird massenhaft psychisches Elend produziert, indem Familien auf engstem Raum und unter großer Anspannung mit Homeschooling, Kinderbetreuung, Homeoffice und vor allem Kontakteinschränkungen fertigwerden müssen. Gerade Kinder in vulnerablen Übergangs- und Entwicklungsphasen leiden stark unter sozialen Beschränkungen und Isolation. Kinderpsychiatrische Stationen sind auch im Sommer 2021 nach Aussagen von Kolleg*innen hoffnungslos überfüllt. Wenn die ganze Gesellschaft von einer Pandemie gezeichnet ist und kollektive Depressivität und Ratlosigkeit grassieren, spüren Kinder oft sehr sensibel, in welcher Not ihre Eltern sind. Damit aber wird ihre eigene Kindheit, ihre Unbeschwertheit und Offenheit beeinträchtigt. In vielen Psychotherapien stellt sich heraus, dass Patient*innen auf diese Weise oft sehr früh lernen, sich zurückzunehmen und auf ihre Eltern Rücksicht zu nehmen. Anhand dieses Beispiels wird deutlich, wie schnell kollektive Ereignisse und Bedingungen sich familiär und individuell auswirken können, aber auch umgekehrt: wie sehr die Betroffenheit des Einzelnen auch gesellschaftlich mehr oder weniger wahrgenommen wird.

Falsche Fragen – falsche Antworten

Mehr mit mehr vom Falschen zu behandeln, diese Strategie kennt man aus Diskussionen um die Dekarbonisierung der Wirtschaft und der Frage, wie man dem Klimawandel begegnen kann. Das Wirtschaftssystem ist derart zum Selbstläufer geworden, dass in immer mehr Lebensbereichen die Logik der »systemrelevanten Größe« und des »too big to fail« angewandt wird. Die Fetischisierung des Neoliberalismus, wie ihn die Mont-Pelerin-Gesellschaft in der Nachfolge von Friedrich von Hayek betrieben hat, zeigt sich in der bekannten Rede vom »Markt, der es schon regeln wird«. Es wird also danach gefragt, wie etwas finanziell darstellbar ist, ob es sich lohnt, ob es »skalierbar« ist. Auch im Gesundheitswesen erregt die Vorstellung, dass etwas effizienter gestaltet und so Kosten gespart werden können, regelmäßig große Aufmerksamkeit – auch im Bereich Psychotherapie, obwohl dieser mit nicht mal zwei Prozent aller Ausgaben zu Buche schlägt. In der Statistik der KBV bilden die Psychotherapeut*innen, sowohl gemessen an den Ausgaben wie auch am Honorarumsatz, entsprechend das Schlusslicht (KBV, 2018). Viele Gelder, die jetzt in die Digitalisierung des Gesundheitssystems investiert werden sollen, wären mitunter besser angelegt, wenn man sich mit den Ursachen der grassierenden Störungen befassen würde.

Die Euphorie, mit der weite Kreise der Gesellschaft, der Medien, die Vorteile der Digitalisierung feiern und beschwören (sollen), mutet allumfassend an. Sie wird als »alternativlos« beschrieben. Unseld (1992) hat in *Maschinendenken oder Menschenphantasie* die technisch-wissenschaftliche Kultur analysiert und spricht davon, dass »in dieser Situation, in der wir mit unseren subjektiven Fähigkeiten so im Primitiven und in der Ohnmacht stecken, [...] uns das, was uns jetzt durch den Computer zugänglich wird, auf jeden Fall als berauschender Reichtum erscheinen [muss]« (ebd., S. 465). Hier habe »der Begriff Macht, hier und nur hier gehorcht die Welt aufs Wort« (S. 466). Die verführerischen Möglichkeiten der Digitalisierung, oder man sollte besser sagen, der Phantasien, die an die Vorstellungen von dem, was Digitalisierung kann, anknüpfen, und die, man ahnt es, alles andere als realistisch sind, müssten dringend benannt werden. Sonst, so Unseld (1992) weiter, wird wahr, »dass der schöne Schein in der Welt-verkehrt des Computers hier unmittelbar die Wirklichkeit wird, während alles andere, die reale Zerstörung der Welt [die gerade in Form von Flächenverbrauch, Umweltzerstörung, Klimawandel und Artensterben vonstatten geht; V.M.] und am Leib[!], zu jenem Unwirklichen verblassen muß, das in seiner eigentlichen Bedeutung nicht wahr sein kann« (ebd., S. 507).

Menschlicher Blick vs. Perspektive der Daten

Der datengenerierende Blick von außen, wie er von Apps, die etwa auf die Messung von Körperparametern oder die Erfassung von durch Selbstbefragung gewonnenen psychologischen Beobachtungen spezialisiert sind, installiert wird, entkoppelt von dem, was Fuchs (2020) unser leibliches In-der-Welt-Sein nennt. In einer Kritik des Neurokonstruktivismus, der unser Bewusstsein, unser Erleben und unser Ich allein aus bestimmten Gehirnfunktionen ableitet, die mit diesem korrelieren, stellt er fest: »Der Leib ist die Art und Weise, wie wir uns als Organismen in Beziehung zur Umwelt erfahren. Wir sind *leibhaftig in der Welt* – und nicht Wesen, die nur ›das Gefühl haben, in ihrem Körper zu stecken‹, wie [Gerhard] Roth meint« (ebd., S. 242).

Dass die leibliche Begegnung nicht nur mit dem somatischen Arzt, sondern auch und gerade mit dem Psychotherapeuten unersetzbar und unverwechselbar ist, macht die gerade häufig notgedrungene Praxis von Videosprechstunden klar. Dort fehlt so vieles von dem, was wir als Informationsquelle in einem leiblichen Austausch ganz selbstverständlich und scheinbar nebenbei austauschen: Geruch, reale Stimme, kurze Blickbewegungen, Haltung und Spannung des Körpers, feinere mimische Ausdrucksbewegungen.

Wenn ich davon ausgehe, dass das Gehirn den Menschen erklären kann, dann sehe ich den Menschen und sein Erleben und Verhalten als Ergebnis neurophysiologischer Prozesse. Wann immer mehr Menschen diese Vorstellung von sich übernehmen, erwarten sie weniger von der persönlichen Begegnung, die, was den Arztbesuch betrifft, ohnehin regelmäßig kurz und bündig ausfällt. Was liegt näher, als dann sein Heil in der Nutzung einer App zu versuchen? Sie verspricht einen Blick auf die eigene Person, der die eigenen Möglichkeiten übersteigt. Identifiziere ich mich damit, werde ich selbst ein Allwissender meiner Funktionen! Tracking-Apps widerspiegeln mein Verhalten, über das ich mich nun keinen Illusionen mehr hingeben kann. Und personalisierte Programme wie Chats oder Bots, die mir je nach Eingabe scheinbar sehr individuelle Antworten geben und Vorschläge erteilen, sollen das reale Gegenüber substituieren. Eine Art ärztlich-therapeutische Echokammer.

Nichts ist gewonnen

Aus tiefenpsychologischer Sicht dürften die Bearbeitung von Fragebögen, Selbstbeoachtungsformularen oder autosuggestive Übungen zwar nicht als unmittelbar schädlich, aber meist als kurzsichtig bezeichnet werden. Dies, weil zwar zunächst etwas gewonnen ist, indem der Hilfesuchende etwas zu tun bekommt, sich seinem Leiden widmet und den Glauben an eine Besserung oder Linderung aufrechterhalten kann. So weit, so gut. Das in ein virtuelles Gegenüber zu setzende Vertrauen jedoch muss mindestens ebenso hoch sein wie das, was ich einem realen Therapeuten entgegenbringe. Doch gerade daran mangelt es ja vielen vor allem depressiven Patient*innen.

Hinzu tritt folgende Problematik: Bei vielen Störungen wie etwa Zwangsstörungen, Hypochondrie, der histrionischen Persönlichkeitsstörung und bei manchen Traumafolgestörungen sind eine genaue und minutiöse Selbstbeobachtung, wie sie etwa zum Führen eines Verhaltens- oder Symptomtagebuchs notwendig ist, zu sehr auch Teil der Erkrankung, als dass sie Teil einer schnellen Lösung sein könnten. Eine allzu akribische Selbstkontrolle ist bei zahlreichen psychischen Störungen kontraindiziert, denn das Leiden besteht dann darin, dass Menschen versuchen, zu viel in ihrem Leben zu kontrollieren, und dass sie zu wenig in der Lage sind, loszulassen, auf andere Menschen zuzugehen, sich selbst auch einmal in Ruhe zu lassen und nicht ständig zu bewerten. Gerade für diese Klientel müssen solche Instrumente ungeeignet sein, da sie von der Form des Vorgehens her genau die problematischen Verhaltensweisen verstärken, unter denen sie leiden. Doch dies wird nicht problematisiert. Die Frage, was beim Umgang mit den digitalen Apps und Medien mit den Menschen passiert, wäre aber selbst psychologisch zu klären und zu beforschen, da es Teil der Erkrankung werden kann. Man denke an die Zeitgenossen, die von früh bis spät über Gesundheitstracker ihr Leistungsvermögen, ihre Werte, ihre Optionen checken.

Man hat den Eindruck, als wäre es nicht länger interessant, in die Tiefen der eigenen Seele einzutauchen, in Erinnerungen, Träume, Gedanken, wie dies der Begründer der Analytischen Psychologie tat (Jung, 2005). Ganz zu schweigen davon, dass man den Begriff Seele heute lieber den Theologen oder Esoterikern überlässt. Wieso sich also nicht auf den Weg der Datensammlung begeben? Schließlich lässt sich zeigen, dass sich aus dem bloßen Verhalten eines Menschen eine Vielzahl von Merkmalen und Persönlichkeitsvariablen ableiten lassen. Entspricht nicht diese exzessive Suche nach einem Mehr in ihrer zuweilen verzweifelten Form einem Scheitern, einer Aufgabe der Suche nach dem Qualitativen, Unterscheidbaren, Einzigartigen, Individuellen? Erhoffen wir nun in der algorithmischen Analyse unserer Daten die ungewusste, ultimative und befreiende Botschaft über uns, die wir bislang nicht kannten, nicht wissen konnten? Geht es insgeheim doch um die Suche nach Erklärung, nach Ordnung, nach Aufschluss über das, was uns im Innersten zusammenhält, berechnet nach im Außen auftretenden Reflexionen, Irrlichtern, Inszenierungen? Suchen wir ein neues Unbewusstes? Sind die psychodynamischen Theorien zu sehr in Vergessenheit geraten?

Das Bemühen, sich in gesundheitlicher Hinsicht zu optimieren (ich spanne den Bogen bewusst von gewöhnlichen Tracking-Apps bis zu den DiGAs), fördert eine unhinterfragt materialistische Sicht des Menschen auf sich selbst und andere. Die deutliche sichtbare Manipulation breiter Bevölkerungsschichten zum Glauben, dass man sich mit entsprechender Übungspraxis im körperlichen, aber auch im mentalen Bereich an ideale Vorbilder oder Selbstvorstellungen anzunähern in der Lage sein sollte, ist Zeichen einer überbordenden kapitalistischen Selbstfunktionalisierung. Auch der Gesundheitsmarkt ist in großer Gefahr, ein Haifischbecken konkurrierender Singularitäten (vgl. Reckwitz, 2017) zu werden.

4.

BEHANDLUNGSZIELE, PROGNOSE

Dieses Buch soll nachdenklich machen und sensibilisieren. Sensibilisieren für Vorgänge, bevor sie selbstverständlich werden. Es geht um die Entwicklung einer Achtsamkeit für das, was unsere gefühlsmäßige Reaktion, unsere intuitive Erfahrung zu dem sagt, was uns zugemutet wird. Genaues Hinschauen und Hinhören ist gefragt, kritisches Nachfragen. So sind die gesetzlichen Krankenkassen interessanterweise nicht nur durch die Corona-Pandemie, sondern vor allem auch durch die in den vergangenen zwei Jahren vorangetriebenen Digitalisierungsprojekte aus dem Hause Spahn ins Defizit gerutscht. Das Versprechen, mithilfe von Big Data eine Menge Geld zu sparen, hat erst einmal die Hersteller von Hard- und Software belohnt. Ähnlich wie schon Mozorov (2013) hervorgehoben hat, werden die bislang ausbleibenden Erfolge der Digitalisierung auf die bislang unvollständige Digitalisierung zurückgeführt, in unserem Bereich auf widerständige, in ihren Gewohnheiten feststeckende und vermeintlich ihre Pfründe verteidigende Psychotherapeut*innen (vgl. Heinecke, 2021). Wenngleich diese Argumentationslinie nicht gänzlich zu widerlegen ist, ist jedoch ihr Anspruch vor dem Hintergrund des Wissens um die menschliche (und die technische) Unzulänglichkeit sehr fraglich. Denn letztlich führt nur eine weitgehend lückenlose digitale Transformation mit ihrer eigenen Logik zum Erfolg. Die Frage ist, ob gerade wir als Psychotherapeut*innen dieses wollen können. Denn Fragen des Datenschutzes, der Störung der Beziehung durch zwischengeschaltete digitale Apps, Fragen nach der letztendlichen Zielrichtung des Prozesses und vor allem nach dem zunehmend an der Technik orientierten Menschenbild werden viel zu wenig diskutiert.

Die Vorstellung, dass Technik den Menschen mehr Zeit schenkt, um sich Menschen vermehrt zuwenden zu können, wird jedenfalls durch die gegenwärtige Praxis konterkariert. Wodurch sollte sich dies ändern? Ist nicht der aus meiner Sicht vor allem negative Einfluss der Digitalisierung auf die Psychotherapielandschaft, auch auf das, was Menschen von einer Psychotherapie erwarten, ein Grund, die Entwicklungen zu überdenken, sehr vorsichtig zu sein, statt vehement verständliche Hindernisse und skeptische Fragen zu ignorieren, Berufsverbände mit Gesetzesentwürfen zu fluten und Omnibusgesetze auf den Weg zu bringen? Menschlichkeit wird über das definiert, was die Technik möglich machen kann. Als Unmensch wird der angesehen, der sich dem als unvermeidlich apostrophierten

Fortschritt in den Weg stellt. Natürlich kann keiner allein diesen Prozess aufhalten, doch die Stimme der psychodynamischen Psychotherapeut*innen sollte vernehmbar sein. Es geht um einen dritten Weg, um Moderation, um Vermittlung, um den Diskurs. Im Kern geht es um folgenden Konflikt:

Wenn Digitalisierung in einem dem Menschen förderlichen Sinn im Gesundheitssystem respektive im psychotherapeutischen Bereich genutzt werden soll, dann muss dies auf eine Weise geschehen, die auf die Bedürfnisse und die Nachfrage der Beteiligten antwortet. Fragen des Datenschutzes, der möglichen Entfremdung von Behandler und Behandeltem müssen offen thematisiert werden. Die Frage ist zu stellen: Was wollen die Menschen, die Patient*innen wirklich?

Hierzu bedarf es auch der Solidarisierung verschiedenster Psychotherapieschulen. Die Reaktionen berufspolitischer Institutionen wie des Gesprächskreises II lassen diesbezüglich hoffen.

Wenn durch die Verknüpfung von Datenströmen eruierbar sein sollte, dass langwieriges »Ärzte-Hopping« bei psychosomatischen Beschwerden frühzeitiger erkannt, dass schneller ein geeigneter Psychotherapieplatz gefunden werden kann, der auch menschlich passt, dann ist das zu begrüßen. Wenn Menschen erleben, dass die digitalen Tools sie schneller mit realen Menschen verknüpfen, die ihnen wirklich helfen können und wollen und nicht nur der Eindruck entsteht, dass mehr Geld in kürzerer Zeit umgesetzt werden soll, wie man das bei manchen auf Privatpatienten spezialisierten Ärzten beobachten kann, dann weiter so! Kurz: Wenn all das, was das Gemeinschaftsgefühl, den Zusammenhalt, die Solidarität unter Patient*innen, stärken kann, dadurch befördert wird, dann ist Digitalisierung eine lohnende Angelegenheit. Es geht um das Austarieren eines empfindlichen Gleichgewichts: dem zwischen den Autonomieansprüchen des Einzelnen und seinem Bedürfnis nach Verbundenheit und Anschluss. Wenn sich digitale medizinische Tools einerseits als enttäuschend erweisen, was die Selbststeuerungskompetenzen des Einzelnen betrifft, wenn sie andererseits einzelnen Interessengruppen von Teilhabern im Gesundheitssystems mehr Profit verspricht als anderen, dann ist das potenziell Verknüpfende und Gemeinsinn Stiftende des Netzes nicht aufgegriffen worden zugunsten kurzfristigen Gewinns der Profiteure von Neuerungen.

Die Reform der Ausbildung der Psychotherapeut*innen – eine Chance!?

Das 2020 in Kraft getretene Psychotherapeutenausbildungsreformgesetz stellt die universitäre und nachuniversitäre Aus- und Weiterbildung auf neue Beine. Angelehnt an die Weiterbildung zum Facharzt in der Medizin, erhalten die Absolvent*innen der neubegründeten Psychotherapiewissenschaften-Studiengänge mit dem Universitätsabschluss die Approbation. Damit besitzen sie aber noch nicht die Möglichkeit, sich mit einem Kassensitz niederzulassen, denn ihnen fehlt die »Fachkunde« für die Zulassung bei den Kassenärztlichen Vereinigungen. Diese können Sie in fünfjährigen Weiterbildungscurriculae in stationären und ambulanten Einrichtungen erwerben. Die bisherigen, meist als Verein von Freiberuflern getragenen Ausbildungsinstitute wandeln sich in Weiterbildungsstätten, die ihre Weiterbildungsteilnehmer*innen anstellen und entsprechend bezahlen müssen.

Es gibt ernsthafte Zweifel an der Berücksichtigung der psychodynamischen (tiefenpsychologisch-analytischen) Verfahren in der zukünftigen universitären Lehre. Befürchtet wird, dass dadurch der Anteil der psychodynamisch ausgebildeten Kolleg*innen in den nächsten Jahrzehnten kontinuierlich sinken wird. Für Psychodynamiker*innen ändert sich dadurch das Umfeld weiter stark. Zum Zeitpunkt der Manuskripterstellung dieses Buches wird klar, dass die neue Musterweiterbildungsordnung der zukünftigen Fachpsychotherapeut*innen nur noch fünfmal 30 Sitzungen supervidierte Langzeittherapie in der Weiterbildung verlangten. Die Frage stellt sich, wie diese Kolleg*innen später behandeln? Verzichten sie nach ihrer Weiterbildung ebenso auf die heute noch möglichen Langzeittherapien von bis zu 300 Sitzungen, weil sie gar nicht wissen, wie sich das anfühlt, weil sie es nie unter fachlicher Unterstützung ausprobieren konnten? Immerhin haben sie dann keinerlei Erfahrung mit solchen Langzeittherapien, vielleicht höchstens noch aus einer längeren eigenen Selbsterfahrung. Die Gegenwart sieht so aus, dass analytische Psychotherapie mit schwerer kranken Patient*innen meist mindestens 160 Sitzungen umfasst, dies ist das erste Kontingent für eine zu beantragende analytische Langzeitbehandlung, die mit allen Verlängerungen maximal 300 resp. 360 Sitzungen umfassen darf. Lehranalysen, also die Selbsterfahrung innerhalb der Ausbildung, dauerten bislang in der Regel zwischen 400 und manchmal über 800 Sitzungen. Die Begründung für diese intensive Selbsterfahrung war schlüssig. Erst in der intensiven Durcharbeitung eigener Konflikte und mit einer profunden

Kenntnis des Unbewussten der eigenen Psyche kann eine erfolgreiche Behandlung schwerer gestörter Patient*innen gelingen. Hintergrund bildet dabei immer die Erfahrung, dass intensive Psychotherapie eine Beziehungserfahrung darstellt, die zahlreiche affektive, strukturelle und andere Aspekte der Seele tiefgreifend berühren und somit verändern kann. Fürchte ich mich selbst vor der Konfrontation mit mir, kann ich in vielem den Patient*innen auch nichts authentisch vermitteln, subliminal oder explizit, es fehlt schlicht die Lebens- und Selbsterfahrung.

Zwar ist die Tatsache, dass gesicherte Einkünfte für die Psychotherapeut*innen in Weiterbildung geschaffen werden sollen, analog zur ärztlichen Ausbildung in Kliniken und Praxen, zunächst zu begrüßen. Dennoch ist die Bezahlung jener Punkt, der bislang auch nach Verabschiedung des Gesetzes und kurz vor der Ankunft erster Master-Absolventen an den Instituten immer noch ungenügend geklärt ist. Hinzu kommt: Ein Anstellungsvertrag gibt zwar Sicherheit, es werden aber neue Abhängigkeiten geschaffen, die der oft phantasierten Übertragungsneigung auf ein Institut als den »pädagogisch-ideellen« Eltern noch eine reale Ebene hinzufügen. Es müssen Geschäftsführer*innen eingestellt werden, was die Kosten für die Aufrechterhaltung eines Instituts in die Höhe treibt und die häufig kleineren Institute zwingt, sich mit Größeren zusammenzuschließen. Statt Diversifikation wird also Zentralisierung und Machtagglomeration begünstigt. Die Geschäftsführer*innen müssen inhaltlich mit den meist ehrenamtlichen Vorständen zusammenarbeiten, die sich meist aus Dozent*innen, Supervisor*innen und Selbsterfahrungsleiter*innen zusammensetzen. Diese sind meist mit der Verwaltung und dem Finanzmanagement überfordert, haben sie diese Aspekte doch weder studiert noch benötigen sie dazu in ihrem ausgeübten Beruf besondere Befähigungen. Schließlich sind Bedingungen der geplanten Weiterbildung sehr stringent, aber in vielem deutlich komplexer und anspruchsvoller als bislang in der Ausbildung.

Zu denken gibt aktuell, dass die finanzielle Not der zukünftigen Weiterbildungsteilnehmer*innen in Zukunft wohl eher größer zu werden droht. Der größte psychodynamische Berufsverband spricht von einer »absehbar desolate[n] Lage der Weiterbildungsteilnehmer« (WBT) und befürchtet eine weitere »Verschlechterung für die zukünftigen WBT im Vergleich zu den aktuellen Ausbildungsteilnehmern« (vgl. DGPT-Mitgliederschreiben 1/2021, S. 17).

Umbau der Institute

Der Wandel der Ausbildungs- in Weiterbildungsinstitute und Arbeitgeber verändert das Beziehungsumfeld im Rahmen der Qualifizierung zum Psychotherapeuten fundamental. Im Prinzip werden die Nachteile von Kliniksstrukturen in die Institute implementiert: hierarchische Beziehungen, monetäre Abhängigkeiten, starke Spezialisierungstendenzen. Dies betrifft vor allem die Erfahrungswelt der psychodynamischen Kolleg*innen, denn Verhaltenstherapeut*innen sind in der Regel im Umgang mit organisatorischen und finanziellen Dingen pragmatischer. Die Frage ist, was die Veränderung der Ausbildungskultur mit den Beziehungen zwischen Ausbilder*innen und jungen Therapeut*innen macht. Die vielfältigen Übertragungsentwicklungen, die früher im Laufe der Ausbildung zum Psychotherapeuten auch Thema der Ausbildung selbst wurden, werden nun, ähnlich wie die Entwicklung der Gesellschaft als Ganzes in Richtung Monetarisierung und Effizienzbestrebung einfach als gegeben und nicht reflexionsbedürftig hingenommen. Die Analyse des Unbewussten fällt aus.

Viele der bisherigen Ausbildungsinstitute haben bereits vor Jahren ihre Verwaltung aufgestockt, Geschäftsführungen eingestellt und Abläufe professionalisiert. Dies nicht, ohne vorher häufig intensive Organisationsberatungsprozesse durchlaufen zu haben. Dies hat den Charakter und die Atmosphäre mehr in Richtung einer professionellen Distanz verändert. Partizipation findet nunmehr offiziell statt, indem die Mitglieder und Ausbildungsteilnehmer*innen sich an ritualisierten Diskussions- und Entscheidungsprozessen beteiligen können. Manche großen Institute ähneln in ihrer Organisationsstruktur und den Abläufen eher mittelgroßen Unternehmen, mit all den Einflüssen auf den Umgang miteinander und die Sprache. Diese ist zunehmend durchsetzt von ökonomischen, verwaltungstechnischen Begriffen und Konzepten von professionellen Beratern, das frühe vorherrschende familiärere Klima schwindet, was aber auch Vorteile hinsichtlich Transparenz und Gestaltungsoptionen mit sich bringt.

Mit der Managerialisierung und Ökonomisierung der Weiterbildung aber nimmt man, wie eingangs erwähnt, der gesellschaftskritischen Potenz der psychologischen Theorien und der gesellschaftspolitischen Relevanz psychotherapeutischer Arbeit bereits am Berufsbeginn (vgl. Hardt et al., 2011) die Spitze. Die DGPT, der Dachverband von über 50 analytischen Instituten in Deutschland hat vor einiger Zeit eine umfassende Stellungnahme zur Digitalisierung verfasst (DGPT, 2019) (https://dgpt.de/artikel/digitalisierung-ja-aber-nicht-auf-kosten-des-datenschutzes-und-des-rechts-auf-informationelle-selbstbestimmung).

Auch für bereits niedergelassene Kolleg*innen werden sich ab 2022 weitere größere Veränderungen ergeben. Das bisherige Gutachterverfahren, mit dem interkollegiale Supervision quasi systemimmanent installiert war und womit auch die Qualitätssicherung der Psychotherapie sichergestellt wurde, soll von konkreten Beziehungen und Bezogenheiten zwischen Menschen »bereinigt« werden. Es sollen digital verarbeitbare Qualitätsmanagementsysteme entwickelt werden, die den Therapeut*innen und Patient*innen ein Mehr an bürokratischer Arbeit aufbürden. Ein Mehrwert ist indes nicht ersichtlich, langfristig muss vermutet werden, dass die so erhobenen Rohdaten wiederum der Forschung zugeführt werden sollen. Muss man dazu die Einwilligung seiner Patient*innen einholen, ergibt sich der Moment, dass man dazu eigentlich niemand ernsthaft raten kann angesichts der bereits erwähnten festgestellten Defizite in der Datensicherheit (vgl. Brodowski, 2019).

Das langfristige Ziel scheint klar: Auch die Daten von psychisch kranken Menschen, hochsensible Angaben, sollen mit Hilfe von Big Data ausgewertet werden und zur Entwicklung neuer Apps und Hilfsmittel jenseits direkter menschlicher Hilfe und ohne persönlichen Kontakt benutzt werden. Mit diesem Gedanken sollen auch die Absolventen von Psychotherapie-Weiterbildungen offenbar früh vertraut gemacht werden.

Die Jungen sind Frauen

In seinem letzten Wetzlarer Clubgespräch (Hardt, 2020b) hat Psychoanalytiker Jürgen Hardt betont, wie wichtig es ist, junge Menschen in gesellschaftlichen und psychologischen Fragen zu Wort kommen zu lassen. Hardt hat nicht nachgelassen, auf die Gefahren der derzeitigen Entwicklungen hinzuweisen. Dabei hat er sich nicht als ein »Maschinenstürmer« verstanden, sondern Sensibilität im Umgang mit den Veränderungen angemahnt. Immer stand für ihn der Mensch im Mittelpunkt. Gerade jüngere Kolleg*innen erinnerte er daran, dass die Geschichte der Psychoanalyse auch die einer gesellschaftskritischen Kraft war, die besonders dazu geeignet ist, die unterschwelligen Folgen technischer, sozialer und kultureller Umwälzungen im Seelenleben des Einzelnen zu untersuchen.

Viele der jüngeren Kolleg*innen, die auch der Autor ausbilden darf, sind vielmehr pragmatisch als ideologisch. Dies macht Hoffnung. Hoffnung auch, dass die Grabenkriege zwischen Analyse und Verhaltenstherapie, aber auch unter den verschiedenen psychoanalytischen Schulen überwunden werden können. Auch Psychodynamiker*innen haben darzustellen, wieso ihre Theorie und Therapie zeitgemäß ist, wieso man sie braucht, wieso ihre Anwendungen für die Gesellschaft relevant sind. Dazu müssen sie sich aber auch zu gesellschaftlichen Fragestellungen in Position bringen.

Die »Digital Natives« begeben sich unbefangener in Kontakt mit den neuen Medien. Das führt dazu, dass sie sich nicht allzu lange an einer Analyse der Vor-

und Nachteile abarbeiten. Für viele mögen die individuellen Vorteile der Nutzung klar im Vordergrund stehen. Jedoch auch kritische Stimmen sind bei den jüngeren Psychotherapeut*innen weiterhin zu vernehmen. Viele engagieren sich in berufspolitischen Verbänden und an den Instituten.

Jede Generation hat eine eigene Perspektive. Die »Boomer«-Generation, der der Autor angehört, hat sicherlich berufspolitisch bereits viel für die Psychotherapeutenschaft erreicht und doch braucht es neue Leute mit neuen Ideen. Jahrelange Routinen der Arbeitstätigkeit und des Denkens sind nicht einfach zu überwinden, sodass auch hier die möglichen Bedrohungsszenarien die Oberhand gewonnen haben. Um nicht missverstanden zu werden: Diese haben ihre Berechtigung, aus welchen Gründen, sollte klarer geworden sein. Doch auf welche Weise sich die praktische Arbeit von Psychotherapeut*innen in unserer Gesellschaft noch wandeln kann und muss, bleibt der Zukunft überlassen. Das Interesse an einer weiteren Verbesserung der Versorgung psychisch Kranker mit dem, was diese wirklich benötigen, wird von vielen Menschen in den Fachverbänden weitergetragen und intensiv verfolgt.

Auffällig ist, dass die Zukunft der Psychotherapie wohl von Frauen geprägt sein wird. Der Anteil an den Studienabsolventinnen wird demnächst dreimal so hoch sein wie der der männlichen Psychologen. Wie bereits die Medizin wird also auch die Psychotherapie stark weiblich geprägt sein. Dies ist zum einen sicher ein Gewinn für die Gesellschaft als Ganzes, zum anderen jedoch auch bedenklich: Männlichen Patienten fehlen oft die positiven Erfahrungen mit Vaterfiguren, sie benötigen zuweilen Identifikationsangebote in Form männlicher Therapeuten. Wenn nur Frauen Hilfe in seelischer Not anbieten, verfestigt sich zudem womöglich auch das bereits überwunden geglaubte einseitige Bild der verständnisvollen Frau und des anpackenden, karriereorientierten Mannes. Gesellschaftlich problematische Spaltungen würden genau dort verfestigt und tradiert, wo sie exemplarisch und spielerisch reflektiert werden sollten, in der psychotherapeutischen Praxis.

Es gibt weitere Anzeichen für einen positiven Wandel: So sind auch die psychodynamischen Verfahren in Bewegung. Die große Bedeutung, die die tiefenpsychologisch fundierte Psychotherapie, früher als »kleine Schwester« der Psychoanalyse eher von Analytikern belächelt, mittlerweile gewonnen hat, ist erfreulich und eine Aufforderung, dieses Angebot weiterzuentwickeln und ebenfalls intensiv zu beforschen. Die Veränderungen des Alltagslebens erlauben heute oft nur noch ein- bis zweistündige wöchentliche Behandlungen. Auch in diesem Rahmen (vgl. Dreyer & Schmidt, 2008) kann eine Menge erreicht werden. Auch die Förderung der Gruppenpsychotherapie ist sehr entschieden zu begrüßen. Vor allem werden durch die Senkung der Schwellen, sich einer Behandlung zu unterziehen, immer größere Patientengruppen erreicht.

Die Wandlungsfähigkeit von Therapie und Praxis ist die Grundvoraussetzung für ihr Überleben, das gilt für lebendige Organismen wie für Institutionen. Hier gibt es viele aktuelle Ansätze, die sich offen gegenüber Neuerungen zeigen, aber Essenzielles nicht automatisch preisgegeben (Traumatherapie, Fokaltherapie, Gruppentherapie etc.).

Eine Vielzahl junger Menschen, die sich heute für eine psychodynamische Aus- und Weiterbildung entschließen, beginnt so anders als früher zunächst mit dem Erwerb der Fachkunde in tiefenpsychologisch-fundierter Psychotherapie. Damit sind sie früher in der Lage, mit ihrer therapeutischen Qualifikation einen Kassensitz zu erhalten und später auch eine optionale weitere Qualifikation in analytischer Psychotherapie zu erlangen. Man darf annehmen, dass die Interessent*innen dabei nicht weniger leidenschaftliche Vertreter*innen ihrer Ideen sind, aber dennoch etwas weniger idealistisch und dafür realistischer in der Planung ihres Berufslebens.

Der mitunter geäußerten Ansicht, dass die Konzentration auf die kürzere tiefenpsychologische Psychotherapie das Interesse für die Psychoanalyse unwahrscheinlicher mache und zu bedauern sei, kann so einfach nicht gefolgt werden. Vielmehr entsteht häufig erst im Berufsalltag der Wunsch nach einer Vertiefung und Erweiterung der Qualifikation. Diese ist damit unter Umständen erfahrungsbasierter und fundierter.

Die drohende Einheitspsychotherapie

Die beschriebene Angleichung an die Aus- und Weiterbildungsabläufe in der Medizin hat sicherlich Vorteile. Die Verwerfungen aber, die die Installierung von Abläufen aus der Geschäfts- und Arbeitswelt hervorruft, werden nur wenig thematisiert. Auch Psychotherapeut*innen werden endgültig in Abläufe eingeordnet, in denen es nicht mehr darum geht, zu erkennen, welche krankmachenden gesellschaftlichen Bedingungen möglicherweise zur Zunahme psychischer Erkrankungen beitragen, sondern es geht um die effiziente Reparatur von Menschen. Dies ist ein Menschenbild, dem sich psychodynamisch denkende Kolleg*innen immer verweigert haben. Sich nun vielleicht innerlich darauf zurückzuziehen und zu argumentieren, dass man eine solche relativ ungebundene, freie Arbeit noch in seinen Behandlungen durchführen kann, ist meines Erachtens eine gefährliche Angelegenheit. Zum einen sind die Auswirkungen der äußeren Realität intrapsychisch geworden. Zum anderen sollte die Auseinandersetzung eher offensiv geführt werden. Wenn die sich abzeichnenden Neuerungen erst für die Praxen obligatorisch sind, wird dies den Ablauf und die Beziehung zwischen Therapeut*innen und Behandelten nachhaltig ändern. Dann könnte es zu spät sein für Proteste.

Eine Haltung, einfach so lange die Arbeit weiterzumachen, wie es geht, und die Realitäten zu verleugnen, ist vielleicht noch ehrenhaft, aber möglicherweise fatal. Denn es geht darum, den Verantwortlichen zumindest die Grenzlinien ihres Vorgehens klar zu machen. Ein Verständnis für die Dynamik und den für ein analytisches Arbeiten notwendigen Schutzraum, immer unter Beachtung der Psychotherapierichtlinien, muss verteidigt werden.

Analytisches, auch psychotherapeutisches Arbeiten allgemein ist, so eine der Kernthesen dieses Buches, immer eine hochkomplexe Angelegenheit. Die individuellen Besonderheiten der Patienten, deren familiäre Voraussetzungen und die jeweiligen gesellschaftlichen Gegebenheiten sind immer gemeinsam am Zustandekommen von Fehlentwicklungen und Krankheiten, aber auch an gelingenden Therapieprozessen beteiligt. Manchmal ist die Krankheit auch selbst ein Symptom für Verstrickungen und Fehlentwicklungen in Familie und Gesellschaft und der Symptomträger selbst ein Indexpatient, also derjenige, der als besonders sensibler oder vulnerabler Mensch etwas zum Ausdruck bringt, was andere nicht (mehr) spüren. Fromm (1976) hat diese Dynamik der allgemeinen Hybris in seinem Buch *Haben oder Sein* beschrieben. Er schreibt (ebd., S 147): »Entscheidend ist, dass sich der Mensch im Augenblick seiner größten Ohnmacht einbildet, dank seiner wissenschaftlichen und technischen Fortschritte allmächtig zu sein.« Es ist eher ernüchternd, dass sich Fromms Wunsch nach einer Erneuerung des Menschen seit den Achtzigerjahren des vergangenen Jahrhunderts eher nicht oder nur sehr langsam verwirklicht hat. Bereits für ihn war der Gedanke der Beherrschbarkeit des Menschlichen die Ursache für viele Probleme der modernen Gesellschaften. Dennoch scheinen viele weiter daran zu glauben, dass allein Kontrolle und die Gesetze des Marktes eine Besserung herbeiführen, nun unter digitalen Vorzeichen. Eine sicher unbewusst sich verwirklichende Verquickung der Ideale der IT-Nerds aus dem Silicon Valley und ihrer Erben sowie den Nachfolgern der Ideale der rigoros wirtschaftsliberalen Mont-Pelerin-Gesellschaft in der Nachfolge von Hayek und Schumpeter (https://de.wikipedia.org/wiki/Mont_Pèlerin_Society, 05.03.2021) scheint am Werk zu sein.

Vor diesem Hintergrund sind manche Menschen, die an der Gesellschaft leiden, nicht einfach in diese »einzugliedern«, sondern müssen einen Weg finden, wie sie ihre Potenziale kreativ und konstruktiv einsetzen können, um auch auf die Ursachen ihrer Misere einwirken zu können. Schwierige, neurotische Menschen sind oft besonders sensibel hinsichtlich der in einer Gesellschaft krankmachenden, inhumanen und überfordernden Aspekte. Sie bringen etwas zum Ausdruck, sind ein Symptom einer entgleisten Gesellschaft. Dies lässt sich letztlich sogar auf die engere biografische und familiäre Vorgeschichte anwenden, denn auch diese ist eingebettet in das Soziale, die Geschichte, das Kollektiv.

Durch die Angleichung von medizinischem Krankheitsmodell und psychologischer Sichtweise, die Parallelisierung der Weiterbildungen, die standardisierten und vermeintlich quantifizierbar gemachten Qualitätssicherungsmaßnahmen, die nicht mehr die unterschiedlichen Arbeitsweisen der verschiedenen therapeutischen Ansätze widerspiegeln, wird insgesamt der Weg in Richtung einer vereinheitlichten Psychotherapielandschaft begangen. Dadurch werden die charakteristischen Unterschiede der Verfahren nicht in ihrer Eigenart und auch Potenz gewürdigt.

Hinsichtlich der Erhaltung der bis vor Kurzem ungefähr paritätischen, also von der Anzahl der Niederlassungen ungefähr gleich starken Vertretung von Verhaltenstherapeut*innen und den Therapeut*innen der psychodynamischen Fachrichtungen ist etwas ins Rutschen gekommen: Mittlerweile werden immer mehr Sitze, die von Psychoanalytiker*innen abgegeben werden, von Verhaltenstherapeut*innen übernommen, da es keine Nachfolger gibt. Die Ausbildungsreform lässt offen, ob analytische Verfahren, also die anerkannte tiefenpsychologisch fundierte Psychotherapie und die analytische Psychotherapie, zukünftig auch von Hochschullehrern unterrichtet werden können. Da diese schlichtweg nicht vorhanden sind, droht die Situation, dass ausgebildete Verhaltenstherapeut*innen Psychoanalyse lehren, was sicher theoretisch- fachlich möglich ist, aber vermutlich schnell tendenziös geraten kann. Es droht eine Art »Einheitstherapie« unterrichtet zu werden, das verhaltenstherapeutische Paradigma würde letztlich ganz die Oberhand gewinnen. Da die Verhaltenstherapie mehr an Symptombeseitigung denn an Ursachenanalyse interessiert ist, wird auch die gesellschaftliche Kritik seitens der Psychotherapeutenschaft immer weniger vernehmbar. Die ewigen Bedenkenträger sterben aus.

Die Attraktion der Verhaltenstherapie

Zu dem Geschilderten kommt, dass verhaltenstheoretisch orientierte Ausbildungsinstitute bereits seit Jahren wirtschaftlich sehr auf Erfolg getrimmt werden. Eine sich selbst verstärkende Dynamik: Der wirtschaftliche Erfolg der Institute wirkt in seiner Präsenz attraktiv auf die Bewerber. Hinzu kommen die relativ kurzen Ausbildungszeiten, vergleicht man sie mit den analytischen Ausbildungsgängen. Letztlich werden aber Äpfel und Birnen verglichen, wenn man die Verfahren auf der Ebene ihres Menschenbildes vergleicht. Die in den letzten Jahrzehnten stattgefundene Annäherung zwischen den Schulen wird inzwischen belastet durch die Tatsache der ungleichen Repräsentanz an den Universitäten und die deutlich größeren Ausbildungskapazitäten der verhaltenstherapeutischen Institute. Doch trotz dieser Einseitigkeiten in der Lehre ist das Interesse an analytischen Verfahren bemerkenswerterweise weiter vorhanden. Sicherlich ist das auch der Präsenz von psychoanalytischen Diskursen in der Öffentlichkeit zu verdanken. So sind diese im Bereich der bildenden Kunst, des Films, im Zusammenhang mit der Deutung gesellschaftlicher Veränderungen in der Presse inzwischen wieder häufiger zu vernehmen. Auch dieses Interesse spricht für die Bedeutsamkeit einer alternativen Welt- und Menschensicht zum eher rational-positivistischen Menschenbild der Verhaltenstheorie. Das wesentliche Problem besteht aus meiner Sicht darin, dass Letztere Hypothesen über menschliches Verhalten enthält, die zu kompatibel mit der Anwendung effizienzorientierter, digitaler, merkantilistischer Erwägungen sind.

Die nachwachsende Generation von jungen Menschen, die sich für eine Ausbildung zum Psychotherapeuten entscheiden, bringt auch neue Vorstellungen mit, unter welchen Bedingungen sie selbst eine solche Ausbildung absolvieren will. Die Generation Y, also die heute ca. 30- bis 40-Jährigen, hat andere Erwartungen an ihre Ausbildung und die Arbeitstätigkeit, gerade auch in ihrem Verhältnis zu Freizeit und Vergütung, als dies noch vor wenigen Jahrzehnten der Fall war. Auch aufgrund gestiegener Lebenshaltungskosten in den Metropolregionen, in denen die meisten Ausbildungs- und auch späteren Weiterbildungsinstitute liegen, sind die meisten Teilnehmer*innen sehr unter Druck und vergleichen die Kosten für die Ausbildung.

Die kontinuierlich gestiegenen Anforderungen an die Ausbildung und nun Weiterbildung erschwerten es zunehmend, die private und persönliche Entwicklung mit der Ausbildung und dem nicht ganz unwichtigen Gelderwerb durch Praxis oder Kliniksstelle in Einklang zu bringen. Häufiger als früher gründen Psychotherapeut*innen also auch ihre Familien während der Ausbildung, verwurzeln sich in vielerlei Hinsicht im Leben und profitieren natürlich auch dadurch für ihre berufliche Tätigkeit.

Auch hier sind Verhaltenstherapeut*innen mit meist niedrigeren Kosten, auch aufgrund kürzerer Ausbildungszeiten, bevorteilt. Während also der Idealismus gesunken sein mag, ist der Realismus oder Pragmatismus gestiegen. Dies führt auch zu wünschenswerten Entwicklungen. Junge Psychotherapeut*innen fragen mehr nach den Ergebnissen eines Prozesses, sie wollen Sicherheiten darüber, ob sie sich auch niederlassen können und wie ihre Einkommenssituation dann beschaffen ist. Dies führt wiederum zu gestiegenem Konkurrenzdruck für die Institute.

Für jemand wie den Autor, für den die Entscheidung, Psychoanalytiker zu werden, mit dem Abitur feststand (ich begann meine Ausbildung nach achtjährigem Studium und sechsjähriger Berufstätigekeit) und dem es einerlei war, wieviel Geld und Zeit dies kostet, ist dies eine relativ fremdartige Vorstellung, aber nüchtern betrachtet auch eine notwendige und erleichternde Entidealisierung der Profession und auch der Ausbildung selbst. Analytikern haftete lange der Nimbus an, als graue Eminenzen viel Einfluss auf das psychische (Er-)Leben auch der ihnen anvertrauten Schüler zu haben. Traurige Ethikfälle erschütterten die Profession; gerade auch die sehr idealtypischen Ansprüche an die Profession führten immer wieder zu Entgleisungen (vgl. Löwer-Hirsch, 2017). Dies betraf und betrifft aber alle therapeutischen Schulen! Mittlerweile ist die ethische Dimension der Arbeit als Therapeut*in, aber auch die Ausbildung derselben stark in den Fokus der Profession getreten. Es gibt institutionell verankerte Abläufe, die frühzeitig Abhilfe schaffen sollen und dies auch können.

Auch die Aufnahme in ein analytisches Institut war einmal eine ganz schwierige Angelegenheit, die Kriterien waren unklar, es wurde von außen viel gemutmaßt und innen Vieles hinter verschlossenen Türen entschieden. Auch interne Vorgänge an den Instituten waren intransparent und sehr hierarchisch strukturiert. Otto Kernberg hat darüber bereits vor längerer Zeit publiziert (Kernberg, 1998) und seither ist eine Menge geschehen. Viele analytische Institute haben sich mit ihrer Geschichte und auch mit problematischen ethischen Verstrickungen befasst und sind mutig vorangegangen. Dies zeigen auch die jährlichen Tagungen des Ethikvereins e.V., der sich beratend mit Betroffenen auseinandersetzt und stark in der Prophylaxe tätig ist (z.B. https://ethikverein.de/wp-content/uploads/2020/12/Flyer_Tagung_EV_7.11.20.pdf).

Es ist auch erfreulich, dass Ausbildungsanalysen heute vermehrt von den Arbeitgebern der Analysand*innen bezahlt werden, denn es entlastet, für eine Ausbildung zum Psychotherapeuten nicht mehr, anders als früher, viele Zehntausend Euro ausgeben zu müssen. Ist die Weiterbildungsreform abgeschlossen, wird dies die Regel sein.

Die Gefahr im Zuge der Professionalisierung und Ökonomisierung ist, ungeachtet der Gratifikationen, die dies für Organisation und Verwaltung bedeutet, dass sich neoliberales, kapitalistisches Denken auch in analytischen Ausbildungsinstituten ausbreitet. Hier sind wir im Zentrum des inhärenten Widerspruchs der Profession »Psychodynamischer Psychotherapeut«: Wir sind auf den Anderen bezogen, wir haben Zeit, wir nehmen an, dass das Wesentliche nicht sichtbar ist: das Unbewusste. Doch alles in unserem Umfeld, unserem Leben, und dies mit wachsender Macht, behauptet das Gegenteil.

Schulz-Nieswandt (2019) kommt zu dem pessimistischen Schluss, »früher raubte der Kapitalismus in interner und externer Kolonialität physische Ressourcen, jetzt wird er die Seele rauben, um den Geist zu kolonialisieren« (ebd., S. 110). Und: »Es ist nicht die Digitalität an sich, die den Menschen von seinem Wesen entfremdet. […] Es ist die Form des Wirtschaftens, die mittels der Digitalisierung den Menschen zu missbrauchen droht« (ebd., S. 75).

Halten wir fest: Die Verabschiedung der Verleugnung, dass ein Ausbildungsinstitut für Psychotherapeut*innen auch immer ein Wirtschaftsbetrieb ist, Geld verdient wird, dass Macht ausgeübt wird von dessen Gremien – dies kann als Fortschritt gesehen werden, als eine Bewusstwerdung des Schattens der Institution. Die Institute entwickeln sich heraus aus einer Idealisierung und regressiven Identifikation mit dem Schonraum einer neuen »Familie«, ja der besseren Familie. Die Ausbildungsteilnehmer*innen werden mehr als die Erwachsenen behandelt, die sie sind. Alle begegnen sich mehr auf Augenhöhe. Dies sind durchaus positive Effekte der angestoßenen Veränderungen. Dennoch müssen auch im Bereich der Aus- oder Weiterbildung die bereits aufgeworfenen Fragen zu den Folgen von Ökonomisierung, Bürokratisierung und Digitalisierung für die Umgangsweise zwischen den Menschen an den Instituten gestellt werden. Die notwendige Kommunikation zur Koordination dieser Bereiche nimmt zwischenzeitlich einen Großteil der Zeit von Vorständen und Angestellten in Anspruch, jenseits aller inhaltlichen Arbeit.

Psychoanalytische Zurückhaltung

Ein interessanter Aspekt ist die lange Zeit nur sehr schwach vernehmbare Aggressivität in der Durchsetzung der monetären Ziele von Psychotherapeut*innen – und deren Folgen in inneren Spaltungsprozessen. Selbstkritisch ist festzustellen, dass sich die Psychoanalyse zwischen 1980 und 2005 nur wenig mit gesellschaftlichen Fragen öffentlich befasst hat. Ich erinnere mich noch gut an eine Debatte nach den Anschlägen vom 11. September 2001, in der sich der Dachverband der Psychoanalytiker zu Neutralität und Abstinenz entschloss. Erst die zunehmende Szenerie des Druckes von verschiedenen Seiten im Gesundheitswesen (Ausbildungsreform, Digitalisierung) rückt nun auch die Diskussion um die gesellschaftlichen Hintergründe der Ausbildung und der Tätigkeit von Psychotherapeut*innen wieder in den Vordergrund.

Manches von dem, was die psychodynamischen Schulen über lange Jahre der Verhaltenstherapie vorgeworfen hatten, war sicherlich inhaltlich durchaus berechtigt und kann nunmehr unter den veränderten Vorzeichen der Merkantilisierung der Weiterbildungsszene eher unterstrichen werden. Letztlich war es aber auch ein probates Mittel, um von der Untersuchung der eigenen Versäumnisse in Forschung und Lehre abzulenken, von übertriebener Abstinenz hinsichtlich der Positionierung zu gesellschaftlichen Problemkreisen, von den Schattenseiten allzu rigider Rituale und Abläufe in den Ausbildungsinstituten. Dies alles ist heute wesentlich offener und diskutierbarer. Das, was also Psychodynamiker von Verhaltenstherapeuten lernen konnten und können, sollte aber nicht dazu führen, ein möglicherweise mit ökonomistischen und digitalistischen Inhalten kontaminiertes Welt- und Menschenbild fraglos zu inkorporieren.

Neue Kontakte zu den Universitäten

An verschiedenen Orten in der Bundesrepublik versuchen Psychoanalytiker*innen und Tiefenpsycholog*innen seit Jahren, Studierende, die oft genug zahlreich interessiert sind, über Ausbildungsgänge und Inhalte der Therapeut*innenausbildung zu informieren. Sogenannte Frühjahrsakademien in Düsseldorf, Frankfurt oder München, durchgeführt von Fachgesellschaften und Psychotherapeut*innen vor Ort, ziehen viele Interessierte an. Die Veranstaltungen werden ehrenamtlich durchgeführt, da es kaum Honorartätigkeiten für Psychodynamiker*innen an den Hochschulen gibt. Hoffnung macht, dass die Erfahrung zeigt, dass, sobald Angebote in der Lehre gemacht werden, diese auf große Resonanz stoßen. Das Interesse an psychodynamischen Ansätzen entsteht somit oft genug an der Enttäuschung über die Einseitigkeit der Studieninhalte und vermutlich auch aufgrund der Präsenz der Tiefenpsychologien in Alltagssprache, Kunst, Literatur und Kultur. Auch außenuniversitäre Einflüsse und Anregungen sind wichtig, so auch die Präsenz von Psychodynamikern im öffentlichen Leben und in den Medien.

Was können psychodynamisch denkende und arbeitende Psychotherapeut*innen tun?

Sich an Debatten beteiligen

Psychodynamische Psychotherapeut*innen sind wie erwähnt nur noch wenig präsent in der gesellschaftlichen Debatte. Seit den Siebziger und Achtzigerjahren, als vor allem Horst-Eberhard Richter (z.B. 1990) gesellschaftliche und politische Missstände analysierte und damit Bestseller lancieren konnte, ist viel Zeit vergangen. Richter wies eindringlich darauf hin, dass es sogar und gerade organisch Kranken »zunächst […] einfach darum [geht] dass sie überhaupt in der Armseligkeit ihres Krankseins menschliche Nähe und Teilnahme spüren können. Sie möchten merken, dass sie hier auch eine Person sind, für die man sich interessiert und die man achtet« (ebd., S. 174). Dies gilt natürlich ebenso für Psychotherapiepatient*innen.

Erfreulicherweise beginnt sich die Zurückhaltung der Psychotherapeut*innen in den letzten Jahren zu verändern. Bereits seit Langem hat sich, zwar nicht unumstritten, aber umso prominenter, Andrew Samuels (z.B. 2001) in der Analytischen Psychologie um die politische Dimension unserer Rolle in der Gesellschaft Gedanken gemacht. Er rät dazu, die Gegenübertragung auf gesellschaftliche Missstände ernst zu nehmen und nicht vollumfänglich mit den frühen Objekten des Patienten zu konfundieren. Wird der Patient in seiner Position als Bürger ernst genommen, erhält sein Leiden auch eine finale Bedeutung, wie die Analytische Psychologie herausstreicht: Wo will das Symptom hin, was will es aufzeigen? Welche Ressource verbirgt sich in verzerrter Form hinter dem Leiden des Patienten, wo sind die Verbindungslinien zur Gesellschaft, in der beide, Patient*in und Therapeut*in leben? Welche Erfahrungen kann ich als Therapeut*in in der Bewältigung der sich daraus ergebenden Konflikte mit persönlichen Wünschen und Bedürfnissen besser nachvollziehen und daher mit dem Patienten auch tiefer nachfühlen und reflektieren?

Und wir fragen weiter: Warum organisieren wir unser Gesundheitssystem auf genau diese oder jene Weise? Wie kommen wir zu unseren Erklärungsmodellen für seelische Störungen? Wie sehen wir die Rolle der Gesellschaft beim Zustandekommen der Lebenszufriedenheit, die dem Einzelnen möglich ist? Geht es nicht nur um die Anwendung von Psychotherapie als heilkundliches Verfahren, sondern um die Heranziehung einer Psychologie als Erklärungs- und Deutungsmodell für die menschengemachte Welt, wie wir sie vorfinden, sind solche Fragen angezeigt.

Wenn Altmeyer (2016) mit Dornes (2012) davon spricht, dass sich *nur* der Blick und die Sensibilität gegenüber psychischen Störungen geändert habe, nicht so sehr deren tatsächliches Vorkommen, dann imponiert ein Denkfehler. Nur, weil etwas, was früher aus Gründen der inneren Rigidität und aus gesellschaftlichen Ängsten heraus nicht gesehen werden konnte, heute anerkannt werden kann, hat es seine Relevanz und seinen Symptomcharakter doch keineswegs verloren. Nicht die Sicht auf psychische Krankheit in der Gegenwart wäre zu relativieren, sondern die der Vergangenheit, die sich, bedingt durch die Not der Nachkriegszeit, in Verdrängung und Verleugnung erging.

Wieso sind denn heute so viel mehr Psychotherapeuten niedergelassen? 1980 waren 1600 ärztliche Psychotherapeuten, 550 Psychologische Psychotherapeuten und 430 Kinder- und Jugendlichenpsychotherapeuten zugelassen (Bell & Rüger, 2007). 2019 waren es bereits ca. 6000 ärztliche Psychotherapeuten, 6000 Kinder- und Jugendlichentherapeuten und fast 22000 (!) Psychologische Psychotherapeuten (Bundesarztregister der KBV, 2020). Dies zeigt, wie sehr sich die psychotherapeutische Versorgung in Deutschland quantitativ verbessert hat. Dass sich auch die heutigen Praxen oft bereits am Rand ihrer Auslastung bewegen, zeigt, dass der Bedarf offenbar noch nicht gedeckt ist. Und: Es ist nicht korrekt, wenn vorderhand die unbelegte, zudem unterstellende These verbreitet wird, dass es eine Tatsache sei, »wenn die Lebensbegleitung Einzelner dazu führt, das die Behandlung von Krankheiten anderer verhindert wird« (Wachendorf & Glasenapp, 2021). Behandlungsnotwendigkeit besteht ungeachtet dieser an sich erfreulichen gesellschaftlichen Entwicklung hin zu mehr Offenheit. Psychotherapeut*innen behandeln, was sie diagnostizieren. Wenn darunter auch Langzeitbehandlungen sind, dann aufgrund der Schwere und Chronizität der Krankheiten.

Es kann nicht eine über alle Veränderungen des Zeitgeistes und der Sensibilität im Umgang mit Seelischem stabile Inzidenz von psychischen Krankheiten angenommen werden. Selbstverständlich ist diese von Veränderungen der Wahrnehmung psychischer Krankheit selbst betroffen. Es gibt sicher eine gewachsene Sensibilisierung für psychische Krankheiten und Psychotherapie in der Öffentlichkeit und auch bei den somatischen Arztkollegen. All dies sorgt aber zu einer *adäquateren* Behandlung als früher, da den Patient*innen oft auch viele unnötige somatische Behandlungen und »Kuren« erspart werden. Es wird interessant sein, zu beobachten, wie mit der infolge der Pandemie immens gestiegenen Nachfrage nach psychologischer Betreuung politisch umgegangen werden wird.

Mehr Zeit für Patient*innen

Aus zahlreichen Forschungsarbeiten zur Arzt-Patient-Beziehung ist bekannt, »dass beim Arztbesuch der einleitende Bericht des Patienten schon nach durchschnittlich 15 Sekunden durch Fragen des Arztes unterbrochen wird oder dieser in 50 Prozent der Fälle – seit dem obligatorischen PC oft dem Patienten nur halb zugewendet – gleichzeitig kleine Nebentätigkeiten (Karteikarte lesen, Computer bedienen etc.) ausführt« (https://de.wikipedia.org/wiki/Arzt-Patient-Beziehung, 05.02.2021). Dadurch können wesentliche Aspekte der Anamnese (z.B. über Diäten oder Diabetes) überhört und das Vertrauen in den Arzt gestört werden. Bei chronisch Kranken dauert das »Gespräch« sogar durchschnittlich nur sieben Sekunden (Stand 2006, Laut Ö1-Radiokolleg, 13.03.2006, zit. n. https://de.wikipedia.org/wiki/Arzt-Patient-Beziehung, 05.02.2021). In einem Wiener Feldversuch wurde getestet, ob der Arzt zunächst eine Minute zuhören kann. Ist dies der Fall, steigt die spätere Zufriedenheit der Patient*innen signifikant an (*Die spontane Gesprächszeit von Patienten zu Beginn des Arztgesprächs in der hausärztlichen Praxis.* Dissertation, Charité, zit. n. https://de.wikipedia.org/wiki/Arzt-Patient-Beziehung, 05.02.2021). Dass bereits eine relativ kurze Zeitspanne, die sich der Arzt dem Patienten zuhörend widmet, einen großen Unterschied macht, überrascht wenig. Patient*innen fühlen sich subjektiv angenommener, zufriedener, gesehener, auch wenn es sich nur um wenige Minuten handelt. Welche immensen Kosten können hier eingespart werden, ließe man sich ein wenig mehr Zeit – man mag es sich kaum vorstellen! Auch unsere Solidarität mit Patient*innen ist hier gefragt, Gespräch und Aufklärung und wiederum Solidarität mit den noch mehr unter der bürokratischen Last leidenden somatischen Kolleg*innen.

Probleme sind Lösungen

Die Welt des Makrosystems Gesellschaft und die des Mikrosystems Psyche sind sich gegenseitig beeinflussende Kräfte. Psychotherapeut*innen können im gesellschaftlichen Diskurs auch versuchen dazu beizutragen, dass vermittelt wird, dass Verzicht auf Konsum nicht Entbehrung und Frustration bedeuten muss, sondern andere Erfahrungswelten erschließen kann (s. a. Weintrobe, 2021). Dazu bedarf es der Aufklärung und Implementierung von alternativen Incentives. James Hillman (2002, S. 64ff.) sprach von der Notwendigkeit eines »Wachstums nach unten«, was die Hinwendung zu den eigenen Ressourcen, der eigenen Persönlichkeit, dem Wesentlichen im eigenen Lebens meint. Dem herrschenden Wachstumsimperativ im Wirtschaftsleben, der durch die Digitalisierung fröhliche Urstände feiert, wird die Idee persönlichen Wachstums entgegengesetzt, der als innerer Reifungsprozess gedacht ist. Auf so manche Kompensation und Verschwendung wird so verzichtet werden können.

Meine feste Überzeugung: Digitalismus und Ökonomismus im Sinne von Hardt sind außerstande, eine Sensibilität für die seelischen Bedürfnisse des Menschen als Voraussetzung eines solchen inneren Wachstums zu entwickeln. Im Umfeld der neuen Medien wird auch im Bereich der Psychotherapie kein Wort über innerpsychische Mechanismen verloren. Dabei ist die propagierte Lösung ein Teil des Problems: Karl Georg Zinn (2011), ein Volkswirtschaftler, der an Richard Sennetts *Die Kultur des neuen Kapitalismus* erinnert, in der dieser die »frei flottierende Angst« als das charakteristische Merkmal der psychischen Verfassung der Menschen im »neuen« Kapitalismus herausstellt, hat recht (zit. n. Zinn, 2011, S. 17). Wir versuchen dieser Angst auszuweichen und generieren immer neue Ängste, indem wir nicht zu deren Ursachen vordringen.

Nicht nur die Vorstellung, dass jedes Problem seiner Lösung zugeführt werden wird, ist zu kritisieren, sondern vielmehr noch die grassierende Praxis, anhand zur Verfügung gestellter »Lösungen«, also technischer Gadgets und Tools, Probleme erst zu generieren. Hinzu kommt noch Gravierenderes: Bereits früh hat Netzaktivist Evgeny Mozorov (2013) darauf aufmerksam gemacht, dass es vielen »Problemen« gar nicht gut bekommt, sie auf eine möglichst clevere, kostensparende Weise »entsorgen« zu wollen. Dies entspricht der Erfahrung vieler psychodynamischer Therapeut*innen, dass gravierende Persönlichkeitsstörungen, wenn sie nicht nachhaltig behandelt werden, oft nicht wesentlich beeinflusst werden können. Nach einer vorübergehenden kurzfristigen Symptomberuhigung kommt es allzu häufig zu Chronifizierungen, denn die Art und das Ausmaß der Störungen benötigen, wir wissen es schon, Zeit und Beziehung. Oft reicht dazu die Höchstgrenze von 80 Sitzungen einer Verhaltenstherapie schlicht nicht aus, das liegt meist weniger am Therapeuten als der Begrenztheit des Rahmens.

Mozorov beschreibt auch, dass sich hinter den Problemen oft Hinweise auf alternative Lösungswege, auf verborgene Potenziale verbergen. Eine rein lösungsorientierte Sichtweise verkenne, dass unser aller Leben ein beständiger Problemlösungsprozess ist und dass wir daran wachsen. Dies bedeutet, dass man nur erwarten kann, Probleme zu lösen, um sodann neuen Problemen gegenüberzustehen. Die Euphorie, mit der digitale Lösungen propagiert werden, verkennt diese Situation. Die Schattenseiten von Entwicklungen werden so systematisch verkannt. Verdrängt werden soll, dass gute Lösungen keine Auslöschung von Problemen und Störungen erbringen können, sondern meist lediglich die schwierigen

Auswirkungen von unvermeidlichen Lebensaufgaben und -ereignissen in ihrer Schwere abzumildern geeignet sind.

Mozorov bezieht sich auf den Bereich der Erziehung, den wir hier einmal auf die psychoedukativen Apps der Gesundheitsanwendungen ausweiten dürfen, wenn er sagt »Digital technologies might be a perfect solution to some problems, but those problems don't include education« (ebd., S. 8). Da es ihm darum geht, dass Erziehung mehr mit dem Erlernen kritischen Denkens zu tun hat als mit Wissenszuwachs, können wir diese Einsicht umso mehr auf den Bereich der Psychotherapie übertragen.

Die Rolle der Psychotherapeut*innen

Versucht man, die zusammengetragenen Punkte zu bündeln, so ergeben sich die folgenden fünf Aspekte:

1. Psychotherapeut*innen benötigen vor allem *Zeit* für Ihre Patient*innen.
2. Psychotherapeut*innen sollten angemessen mit der Verschreibung der DIGAs umgehen. Zudem müssen Psychotherapeut*innen an Entscheidungen über DiGAs beteiligt werden. Sie müssen diese geprüft wissen, sie sind diejenigen, die diagnostizieren und indizieren, also verschreiben.
3. Psychotherapeut*innen sollten sich über ihre gesellschaftliche Rolle im Klaren sein.
4. Seelisches wird sich trotz oder gerade wegen aller Angriffe darauf zum Ausdruck bringen. Die Hybris der Beherrschung des Seelischen, (d.h.) auch des Nicht-Berechenbaren, des Schrägen, Wilden, Abseitigen, Kreativen, Neuen, Umstürzlerischen, wird nach dem »Sieg« über bestimmte Syndrome (Geschichte!) neue Krankheiten hervorbringen (müssen).
5. Am wichtigsten aber ist, dass sich Psychotherapeut*innen untereinander solidarisch zeigen und ihre Rivalitäten beiseitelegen, um den beschriebenen problematischen Entwicklungen entgegenzutreten.

Nur scheinbar paradox: Es fehlt die tiefenpsychologische App!

Wenn wir uns die bisherigen Entwicklungen und unsere kritische Bewertung anschauen, muss man zu dem Schluss kommen, dass viele Tatsachen geschaffen wurden, denen man sich zwar verweigern mag, aber an denen man auch schlecht vorbeikommt. Um psychodynamischen Gedanken Gehör zu verschaffen, ist es sinnvoll, eine Art »Trojanisches Pferd« zu entwerfen, um Menschen neugierig zu machen und daran zu erinnern, dass es noch andere Therapieangebote als verhaltenstherapeutische gibt. Mit anderen Worten: Es fehlt die Entwicklung einer an analytisch-tiefenpsychologischen Konzepten orientierten App, die orientierende, informierende, psychoedukative und motivierende Aspekte in sich vereint. Leider hat ein großer Anbieter von Praxissoftware erst einmal abgewunken, als ich ihn mit dieser Idee konfrontierte: Es sei wohl »zu teuer«!

Wie weiter?

Psychotherapeut*innen for Future!

Es gibt noch mehr Gründe als die bereits genannten sich gegen die derzeit geplanten Digitalisierungsmaßnahmen auszusprechen. Sie berücksichtigen nämlich in keinster Weise die notwendigen Bemühungen um den Klimaschutz! Digitalisierung erfordert Unmengen an Energie, sprich Elektrizität! Daher fordern auch Ärzt*innen und Psychotherapeut*innen seit einiger Zeit eine Neuausrichtung. So haben sich im größten Verbund der Verbände der Psychotherapeut*innen, dem Gesprächskreis II unter dem Gemeinsamen Bundesausschuss G-BA, aber auch in den Fachgesellschaften und Instituten engagierte Kolleg*innen zusammengefunden und arbeiten daran, wie die Entwicklung des Bewusstseins für den Klimawandel und dessen Folgen in der Bevölkerung gestärkt werden kann. Hier sind Resolutionen, Pressemitteilungen und Interviews geplant, ebenso aber interne Engagements in den Verbänden. Es werden Arbeitsgemeinschaften eingerichtet, Foren auf Tagungen organisiert und anderes. Eine Fragerichtung betrifft auch die Profession selbst: Wie können wir als Berufsverbände nachhaltiger agieren, zum Beispiel weniger reisen? Wie können wir unsere eigenen Ressourcen sinnvoller einsetzen und auch unseren je individuellen therapeutischen Alltag sinnvoller im Sinne der Nachhaltigkeit organisieren? Wie können wir Menschen darin unterstützen, sich aktiv für Klimaschutz einzubringen und vor den Folgen der Klimaerwärmung nicht psychisch zu kapitulieren (vgl. Weintrobe, 2021)?

Die erfreuliche Entwicklung in Sachen Bewusstwerdung des Klimawandels verweist umgekehrt einmal mehr auf die tiefen immanenten Probleme eines Systems, dem sich nun vermehrt auch der Psychotherapiebereich des Gesundheitswesens unterordnen soll. Ein wichtiger Gesichtspunkt ist, dass Menschen lernen, psychisches Leid in seinen komplexen Entstehungsbedingungen zu sehen und zu verstehen. Dass sie sich nicht in Krankheitsdiagnosen, die immer auch stigmatisierend und festlegend sind, verlieren und sich allzu sehr damit identifizieren. Paradebeispiel für solche Fehlentwicklungen sind die zahlreichen Foren im Netz über spezielle psychische Störungen, die Menschen hier und da helfen, Kontakte zu knüpfen, insgesamt aber dazu führen können, sich eine Identität als psychisch Kranker zuzulegen und sich damit festzulegen. Was

Notbehelf sein sollte, kann so perpetuiert werden und zu weiterer Selbst- und Fremdstigmatisierung bzw. -ausgrenzung führen.

Psychotherapeut*innen haben außerhalb ihrer Praxis auch die Möglichkeit, Vorsorge zu ermöglichen und die Ressourcen der Mitbürger zu aktivieren. Interessanterweise kommt es durch intensive Psychotherapien oft zu einer vermehrten gesellschaftlichen Teilhabe, aber auch dem Wunsch, der Gesellschaft etwas zurück zu geben. Diese den Menschen innewohnende Eigenart wird durch die Auseinandersetzung mit der eigenen Person wiederbelebt und führt dazu, dass auch vermehrte Verantwortung für andere übernommen wird.

Der individualistische Blick der Einzelpsychotherapie führt letztlich wieder zurück zur Gesellschaft und stärkt ihre Funktionen. Gruppenpsychotherapie ist bereits vom Setting her näher dran an der gesellschaftlichen Pluritát. Das Füreinander-da-Sein der psychotherapeutischen Situation ist sozusagen der Nukleus eines neu gedachten Miteinanders. Der Neid auf diese Beobachtungen ist einer der tieferen Gründe für die Ängste und Abwehr jener, die ihre eigene merkantile Agenda mit den Mitteln des Gesundheitssystems durchsetzen oder weiter betreiben wollen. Eine Veränderung der Gesellschaft im Sinne einer größeren Selbstverantwortung, einer geringeren Abhängigkeit von den »Heilern«, ein größerer Gemeinschaftssinn wird bislang eher verhindert. Das System unterhält sich selbst.

Vielleicht ist die Idee der »Commons«, der Selbstverwaltung von Daten durch diejenigen, die sie erzeugen, etwas, was auch neue Institutionen entstehen lassen kann. Insofern erscheint sie gerade für den Bereich des Gesundheitswesens interessant. Commons (nach Stadler, 2016) werden als gemeinsame Besitztümer angesehen, als etwas, das sich die Allgemeinheit zu ihrem allseitigen Wohl zu teilen entschließt. Es wäre etwa an die kostenlose Teilhabe am kollektiven Gesundheitswissen zu denken, nicht zum Vorteil von einzelnen »Playern«. Denkt man an Big Data im Gesundheitswesen, kann man anregen, Apps zu entwickeln, die nicht von Start-Ups, sondern von Unternehmungen gegründet werden, die ans Gemeinwohl gebunden sind. Zeigt nicht die Corona-Krise exemplarisch, welche ungeheuren Summen bewegt werden können, wenn ein gesundheitlicher Notstand besteht? Daten sollten dem Allgemeinwohl dienen.

Hoffnung auf einen alternativen Umgang mit dem digitalen Wandel macht auch Heuser (2021), der junge Frauen der digitalen Gemeinwohlbewegung wie Francesca Bria vorstellt, sinnigerweise die Tochter eines Psychoanalytikers. Sie meint, der durch Big Data entstehende öffentliche (!) Datenschatz solle für »Mehrwert in der Bildung, in der Gesundheit [!] oder bei der Mobilität verwendet« werden.

Uns steht natürlich auch eine Anwendung von Big Data auf die gemeinsame Betrachtung von gesellschaftlich-alltagsleitenden Routinen und gruppalen Befindlichkeiten und Störungen derselben offen. Diesbezüglich können ganz neue Zusammenhänge in dem hier behaupteten Sinn aufgedeckt werden. Wer unter gesellschaftlicher Benachteiligung leidet, an mangelnder Teilhabe, der ist gefährdeter, krank zu werden. Ach – das weiß man längst (vgl. Coen & Machowecz, *ZEIT*, S. 4, 18.03.2021).

Kein Geringerer als der Mitbegründer des Weltwirtschaftsforums Klaus Schwab hat zusammen mit Thierry Malleret *Covid-19, The Great Reset* (2020) verfasst. Aus seiner Sicht bietet die durch die Pandemie ausgelöste Krise die große Chance, vieles im Gefüge der Weltwirtschaft neu auszurichten. Wichtig ist, die möglichen Schattenaspekte der digitalen Entwicklung einzubeziehen. So propagieren Nida-Rümelin und Weidenfeld (2018) einen »Digitalen Humanismus«, der der »Ideologisierung digitaler Technologien eine Haltung der Nüchternheit entgegensetzt. Wie alle Technologien der Vergangenheit sind auch die digitalen ambivalent« (ebd., S. 205). Dafür kämpft auch Christian Brodowski (in: Schweitzer &Rückl, 2021), der im Streitgespräch mit dem Klinikchef Jochen Werner den mangelnden Datenschutz der bisherigen Telematik-Strukturen moniert. Vor allem die Schnelligkeit der Umsetzung der Digitalisierung kann seiner Ansicht nach zu gefährlichen Datenlecks und nachfolgendem Vertrauensverlust führen. Brodowski mahnt , »wir sollten mit der Einführung der elektronischen Patientenakte so lange warten, bis die dafür notwendige Technik wirklich sicher ist.« Und auch niedergelassene Kolleg*innen sind zum Teil sehr aktiv in den Widerstand gegangen gegen den Roll-out einer flächendeckenden Telematik-Infrastruktur, die im Bereich der Psychotherapie als sehr kritisch betrachtet wird. In dieser Hinsicht entpuppt sich gerade Bayern einmal mehr als »gallisches Dorf«.

Corona und Videosprechstunden

Wie ungünstig sich die übermäßige oder unangepasste Anwendung von digitalen Medien bei bestimmten Krankheitsbildern auswirken kann, lässt sich deutlich machen, wenn man an frühe Störungen des Bindungsverhaltens denkt. Patienten mit einem Verlassenheitstrauma werden durch die Anwendung der Videosprechstunde eher eine Zurückweisung erleben. Hier kann sich in ihrem Erleben eine kindliche Erfahrung wiederholen, die reflektiert werden muss. Die vorschnelle Akzeptanz des Einsatzes von digitaler Technik seitens des Therapeuten kann den Patienten in eine schwierige emotionale Situation bringen, auch abhängig von der jeweiligen Übertragungslage und der Phase der Behandlung. Die Veränderung des Rahmens in einen virtuellen Kontakt per Video-Internet-Kontakt setzt die Beziehung dem

Risiko aus, dass die Verbindung aus verschiedensten Gründen unvorhersehbar abreißen kann. Dies kann mangelnde technische Expertise oder Vorbereitung seitens beider Beteiligten zur Ursache haben, ist aber eben daher auch ein Feld für Fehlleistungen, durch die sich vor allem auch aggressive Strebungen auszudrücken pflegen. So kann sich beispielsweise eine unterschiedliche Affinität zur Technik zeigen. Oft wird es so sein, dass die (älteren) Psychoanalytiker eher skeptischer als die oft jüngeren Patienten sind, wenn es um die Anwendung neuer Techniken geht.

An der Erfahrung der Angst vor dem Abbruch des Kontaktes durch solche Störungen der Technik wird zuweilen erst das Ausmaß der Bindungswünsche bewusst. Auch Enttäuschungsgefühle, Verlassenheitsgefühle, Wut, Ärger und Angst können sich artikulieren, sofern darauf geachtet wird. Der wichtigste Punkt ist, dass der Behandelnde selbst aufgerufen ist, die Veränderungen des Rahmens und die daraus resultierenden Folgen zu reflektieren. Vor allem die eigene Beziehung zur Technik muss dabei bewusst werden, wie auch immer sie beschaffen ist. Besonders beziehungsängstliche Patienten sind jedoch versucht, sich von selbst auf den Videokontakt zurückzuziehen, wie er zur Pandemie-Zeit ohne Begrenzung möglich ist. Auch Patient*innen mit einer Zwangsstörung, die durch die vielen neuen externen Regeln in besonderer Weise heraus gefordert sind, wollen häufig auf digitale Medien oder Tools ausweichen. Dieser Kontakt verspricht, ähnlich wie eine App, mehr »Sicherheit«, man bleibt letztlich weniger angreifbarer, kann einen Kontakt mehr selbst regulieren, etwas wegdrücken, man muss sich nicht der persönlichen Begegnung stellen. Alle bereits vorher vorhandenen Ängste werden auf das Virus verschoben. Dies alles führt wahrscheinlich dazu, dass vorhandene Symptome verstärkt werden.

Digitale Anamnese

Im *Deutschen Ärzteblatt* stellt Christiane Eichenberg (2021) erwartungsgemäß fest, dass Psychotherapeut*innen oft weniger technikaffin als ihre Patient*innen seien. Nur ein Drittel aller Psychotherapeut*innen erklärten, dass sie auch die digitale Mediennutzung ihrer Patient*innen erfragen. Tun sie dies nicht, entgeht ihnen sicherlich ein Gutteil der »Beziehungen« und sozialen Vernetzung ihrer Patient*innen. Hierdurch fehlen dem Diagnostiker wichtige Angaben, wie sie für die Erstellung eines validen Behandlungsplans erforderlich sind. Denn letztlich ist das Ausmaß der Schwerpunktverschiebung des täglichen Erlebens hin zur Virtualität und weg von der Realität auch ein Kriterium für die Weltbeziehung des Gesprächspartners. Eichenberg, Professorin an der Sigmund Freud Privatuniversität Wien, stellt neben einigen Chancen der digitalen Vernetzung auch die Gefahren der »Überschätzung der Nützlichkeit der Online-Intervention gegenüber »realen« therapeutischer Angebote« sowie die Tatsache, »dass die Standards für Datenschutz und Privatsphäre bei den meisten Anwendungen (sog. E-Health-Apps) schlecht waren«, heraus (ebd., S. 85). Es gilt also, wachsam und reflektiert auf jegliche Neuerung zu reagieren.

Kampf um die Freiberuflichkeit

Die genannten problematischen Entwicklungen kulminieren in dem Punkt, dass auch Kassenärztlichen Vereinigungen aktuell von einer großen Bedrohung für den Charakter der Freiberuflichkeit des Arztberufs sprechen (die Psychotherapeuten werden mitgedacht), von der Gefahr der Aushöhlung des essenziellen Vertrauensverhältnisses Arzt – Patient sowie von der Gefahr für die Patientensicherheit durch die zu stark werdende Dominanz des Monetären über das medizinisch Notwendige. Als der Gesetzgeber 2004 neben Einzel- und Gemeinschaftspraxen auch sogenannte MVZs, also Medizinische Versorgungszentren, zuließ, waren die rechtlichen Möglichkeiten begrenzt. Seit über zehn Jahren beteiligen sich nun aber Private-Equity-Fonds in MVZs, um diese zunächst auf Kosten der Beitragszahler zu höherem Profit zu führen (also zu »melken«), sie sodann gewinnbringend weiter zu veräußern, meist an andere Private-Equity-Fonds, jene privaten Investoren, die auch als »Heuschrecken« bekannt geworden sind. Die abgerechneten Leistungen der von Private-Equity-Fonds betriebenen MVZs liegen bis zu 40 Prozent über dem Durchschnitt der entsprechenden Einzelpraxen. Es besteht die Gefahr, so auch die KVB in ihrem *KVB-Forum* 3/2021, dass finanzielle Gewinnabsichten über die Bedürfnisse der Patienten gestellt werden und so letztlich medizinische Entscheidungen beeinflussen (vgl. Köster-Steinebach, 2021). Es besteht die Gefahr? Man muss feststellen, dass dies bereits viel zu oft der Fall ist. Die Büchse der Pandora ist geöffnet worden, Gesundheit wird als Produkt angesehen, mit dem Geld zu verdienen ist. Was neu ist, ist, dass nicht nur der einzelne Akteur das Gewinnstreben zu maximieren versucht, sondern nun kann das ganze Gesundheitssystem ganz gezielt – als Investment betrachtet – finanziell ausgenutzt werden. Je mehr Kranke und je mehr teure Behandlungsmethoden, desto lukrativer für Investoren und Anleger.

Nach Vogl (2021) haben »elektronische Netzwerke […] vielmehr eine effektive Fusion von Finanz- und Informationsökonomie ermöglicht, die eine schnelle Expansion des Finanzsektors und die Hegemonie des Finanzmarktkapitalismus bewirkte« (ebd., S 7). Diese »Diagnose« scheint hochaktuell: Alles deutet darauf hin, dass die gesellschaftliche Dominanz von Digitalismus und Ökonomismus nun auch den »sozialeren« Bereich der Gesellschaft erreicht hat. Damit aber verlieren, wie Vogl (2021) überzeugend darlegt, sowohl politische, also demokratische Instanzen wie auch die Zivilgesellschaft stetig an Einflussmöglichkeiten.

Die mangelnde Transparenz der Beteiligungen verhindert, dass Patient*innen in einem MVZ erkennen, mit wem sie es zu tun haben, für wen der sie behandelnde Arzt letztlich tätig ist. Mittlerweile gibt es auch psychotherapeutische MVZs, die jedoch bislang aufgrund der doch recht bescheidenen Verdienstumfänge und der nicht beliebig zu optimierenden Abrechnung dem Kauf durch solche Träger bisher weitgehend entgangen sind.

Mit diesen Vorgängen ist weitere Ungerechtigkeit und Benachteiligung verbunden: Junge Ärzt*innen haben zwar den Vorteil, als angestellte Ärzt*innen in einem MVZ Teilzeit zu arbeiten, während es in einer halben oder gar vollen Zulassung sicher nicht so einfach ist, Familie und Arbeit zu vereinbaren. Sie sind aber viel abhängiger von ihren Arbeitgebern, bis hin zur Kündigung, wenn die Firma weiterverkauft werden sollte. Und: Junge Bewerber um eine Einzelpraxis können im Zulassungsverfahren bei der KV nicht mehr mithalten mit den viel höheren Angeboten der Private-Equity-Bewerber.

Orwell oder nicht?

George Orwells *1984* macht deutlich, dass das Wesentliche, was unser Menschsein ausmacht, unser Geist und unsere Seele ist. Die in diesem Buch vorgebrachte Kritik, so vehement sie auch stellenweise ausfallen mag, ist nicht von der Vorstellung beseelt, den digitalen Wandel aufhalten zu können. Es geht vielmehr um drei Dinge, die wir nicht aus den Augen verlieren sollten:

1. Wir sollten uns dringend die Frage stellen, was die fortschreitende Digitalisierung mental mit uns macht und wie sie unser inneres seelisches Leben verändert – außerhalb und innerhalb des Bereichs der Psychotherapie.

2. Wir sollten uns fragen, ob der Bereich der Psychotherapie als der Bereich von Psychologie und Medizin, in dem es um das menschliche Seelenleben geht, Räume benötigt, die freigehalten werden von digitalen Hilfsmitteln. Es geht um geschützte Räume, ohne die kein gegenseitiges Vertrauen, keine hilfreiche Beziehung mehr möglich sein wird.

3. Es braucht zu all diesen Überlegungen die Fähigkeit zur Unterscheidung: Wo ist Digitalisierung hilfreich und nützlich, also angebracht, wo ist sie inhaltlich entbehrlich und dient lediglich der Geldvermehrung?

Digitalisierung wird uns allen, auch im Gesundheitswesen, als Naturereignis präsentiert. Die Möglichkeit, die beschädigte oder bereits zerstörte reale (Um-) Welt in eine Parallelwelt zu überführen, ist vielleicht tröstend und verleiht uns Selbsteffizienz- und Machtgefühle. Vor Scham, Angst und Trauer angesichts der immensen Verluste an unversehrter Natur, Natur von der und in der wir leben, kann man sich so zu schützen versuchen. Vielleicht sind es tatsächlich technische, also auch digitale Neuerungen, die das Leben der Menschen in der Zukunft erleichtern und die uns auch helfen, die Folgen unseres problematischen kollektiven Verhaltens der Erde gegenüber wieder einzufangen helfen. Dennoch geht es in diesem Prozess auch immer darum, zu betrauern und sich zu verabschieden von einer Welt, die in ständigem Wandel begriffen ist.

Dieser Prozess bietet immer auch Chancen, aber wenn er sich blind macht gegen Ambivalenzen, Kritik und Warnungen und in eine Einseitigkeit abgleitet, ist das Scheitern im Sinn der Nützlichkeit für den Menschen bereits vorprogrammiert. Die Analytische Psychologie C.G. Jungs hat dies bereits früh expliziert; Jung war zum Ende seines Lebens sehr skeptisch, was das Überleben der Menschheit anbetrifft. Jörg Rasche hat in mehreren Veröffentlichungen auf diese Gefahren aufmerksam gemacht. In einem Vortrag für die Jung-Gesellschaft Berlin (Rasche, 2021) zitiert er einen Dialog aus einer Geschichte von Sławomir Mrożek:

> »Ich beschloss, meine Seele dem Teufel zu verkaufen.
> Die Seele ist das Kostbarste, was der Mensch besitzt. Ich hoffte also, ein kolossales Geschäft zu machen.
> Der Teufel, der zum Rendezvous erschien, enttäuschte mich: ein Huf aus Plastik, den abgerissenen Schwanz mit einer Schnur befestigt, der Pelz zerschlissen und wie von Motten zerfressen, winzige, unterentwickelte Hörner.
> Wie viel kann so ein Kümmerling für meine unschätzbare Seele geben?
> ›Sind Sie wirklich ein Teufel?‹ fragte ich.
> ›Ja. Wieso, haben Sie Zweifel?‹
> ›Ich erwartete den Fürsten der Dunkelheit, und Sie sind irgendwie so … na ja, Ramsch, würde ich sagen.‹
> ›Wie die Seele, so der Teufel‹, sagte er,
> ›kommen wir zum Geschäft.‹«
> (Mrożek, 1993).

In dieser pessimistischen Sicht verkaufen wir unsere Seele an die Technik, hier die digitale Technik. Ob sie uns helfen wird, ist fraglich. Auch in der Corona-Krise wird manches Loblied auf die Videotelefonie und -sprechstunde gesungen. Auch von Homeoffice und Homeschooling profitieren aber bislang vor allem die auch jetzt schon Privilegierten, die sozialen Verwerfungen drohen noch zuzunehmen und damit die Spannungen in der Gesellschaft. Der Schweizer Ökonom Thomas Straubhaar (vgl. Biedenkopf, 2021) lässt sich im Interview bei *ZDFheute* zitieren: »Befürchten Sie eine Spaltung unserer Volkswirtschaft?« Straubhaar: »Ja, wobei Corona hier nur beschleunigend wirkt. Verantwortlich für die sich abzeichnenden Polarisierung in Wirtschaft und Spaltung der Gesellschaft sind ganz andere, längerfristige Trends. Dazu gehören Digitalisierung und Datenwirtschaft, die die Art und Weise, wie wir leben, kommunizieren und arbeiten, komplett verändern« (Biedenkopf, 2021).

Nicht die Digitalisierung sollte unser Denken verändern, sondern wir sollten lernen, die *Digitalisierung anders zu denken* und so auch ganz neue Blickwinkel auf unsere bereits vorhandenen Probleme zu entwickeln. Ganz im Sinne der Erfahrung des am Unbewussten und Vorbewussten arbeitenden Psychotherapeuten, dass die Bewusstmachung von persönlichen, aber auch gesellschaftlichen Verdrängungsprozessen viel bewirken kann. Damit aber werden neue Freiheitsgrade ermöglicht und alternative Umgehensweisen mit den neuen Techniken zunächst gedacht und dann implementiert. Bevor sich die unflektierte Akzeptanz allzu weit ausbreitet, will dieses Buch einen kleinen Beitrag zu dieser Nachdenklichkeit leisten. Und mit Leidenschaft die Sache der Seele vertreten.

Epilog

Treten wir am Ende des Tages aus unserer Praxis den Nachhauseweg an, sollte uns unser Streifzug durch die digitale Welt sensibilisiert haben für das, was sie mit der therapeutischen Beziehung zu machen droht. Jürgen Hardt räumt ein, dass die unmittelbare psychotherapeutische Tätigkeit sich per Gesetz auf die »Feststellung, Heilung oder Linderung von Störungen von Krankheitswert« (2011, S. 284) zu konzentrieren habe und bezieht sich dabei auf § 1 des Psychotherapeutengesetzes. Er mahnt aber an, unsere Kenntnis auch für Vorsorge und Prophylaxe einzusetzen, dies »wäre selbst ein psychotherapeutische[r] Beitrag zur Entwicklung unserer Kultur« (ebd., S 285). Ihn beschäftigte vor allem die Gefährdung der »diskreten Räume des Leidens«, in denen therapeutische Prozesse stattfinden können. Die Anerkennung der Notwendigkeit absoluter Diskretion gehöre zu therapeutischem Arbeiten ebenso wie die Anerkennung, dass psychisches Leiden letztlich nur bezeugt und begleitet und auf genau diese Weise gemindert werden kann, letztlich aber zum menschlichen Seelenleben dazu gehört. Es verhält sich in der reichen Erfahrungswelt der Psychotherapie nämlich so: Erst aus der Akzeptanz des Leidens und manch schwieriger Gefühle kann innere Ruhe und Hoffnung entspringen. Dies wusste bereits Freud, als er davon sprach, dass es in der Therapie darum gehe, »neurotisches Elend in gemeines Unglück« zu verwandeln.

Digitalisierung kann persönliche Zuwendung, die Vermittlung von Vertrauen, Hoffnung und Zuversicht in der Begegnung nicht ersetzen. Sie kann hingegen viele bürokratische und organisatorische Schritte vereinfachen helfen, leider verkompliziert sie aber bislang genau so viel. Sie kann dazu beitragen, zu erkennen, wo die wirklichen Probleme der Menschen liegen. Sie zu behandeln, ist dann wieder Sache der Menschen.

Maio (2020) spricht von der heilenden Kraft der Zuwendung, wenn er sagt: »Die in der Zuwendung verwirklichte Zwischenmenschlichkeit kann einen Zugang zu diesem Potenzial [an Bewältigungsstrategien, V.M.] bahnen, weil der Dialog mit dem Anderen das Bewusstsein schärft und das Erleben verdichtet« (ebd., S 121–213). Es geht in psychotherapeutischen Begegnungen oft darum, dass Patient*innen ihre Ressourcen entdecken, dass ihnen Selbstannahme gelingt, sie sich selbst neu entdecken dürfen. Voraussetzung dazu ist ein neugieriges Gegenüber. Eine App, die mich fragt, wie es mir geht, zielt in dieser Hinsicht ins Leere, denn sie kann nicht in echte Resonanz gehen. Als Betroffener kann man sich schnell verhöhnt vorkommen, wenn man bemerkt, dass man immer noch allein ist. Neue Abwehrformationen bilden sich: Die Übernahme eines technizistischen und utilitaristischen Blicks auf mich selbst und meine Seele kann dazu beitragen, die vorhandenen Probleme noch weiter zu verschärfen, wenn es eigentlich darum ginge, zulassen zu können, dass andere sich für mein Wohlergehen interessieren und ich als Teil der menschlichen Gemeinschaft mein Leben als an dieser partizipierend und damit als sinnvoll erleben kann.

Die Ausklammerung dieser Aspekte aus der psychotherapeutischen Arbeit ist gefährlich. Sie stehen zwar nicht im Zentrum des Bemühens des Therapeuten, laufen aber quasi immer mit. Das Leiden an psychischen Symptomen ist meist damit verbunden, dass sich Menschen fragen, was sie »falsch« machen. Dass es aber oft nicht um ein Machen geht, sondern um ein *Erleben*, die fehlende Integration von seelischen Anteilen, die abgespalten werden, die auch nicht gut in den postmodernen Alltag zu passen scheinen, steht auf einem anderen Blatt.

Es geht um ein »down to earth«, wobei uns vielleicht gerade die Corona-Pandemie dabei helfen könnte, zu erkennen, was wirklich wichtig ist, neben aller Tragik. Apsel (2019) beschäftigt sich in seiner *Utopie der Planetarität* mit der puren Notwendigkeit der Beschäftigung mit dem Alltäglichen, Nicht-Grandiosen, Nicht-Bezahlbaren, Nicht-Käuflichen. Die Mittelschichten benötigten andere Formen des Widerstands gegen die Verhältnisse: »[…] und gleichzeitig könnten wir daran arbeiten, die Destruktivität des Kapitalismus zu transformieren, dagegen zu kämpfen. […] Die Emanzipationen der Mittelklassen [auch der Psychotherapeut*innen? V.M.] werden eine andere Gestalt annehmen« (ebd., S. 151). Es geht um die Frage, wie es mir im Alltag, im Miteinanderleben, mit meinem Körper, meinen Sinnen geht und wie es in meiner Seele aussieht. Hören wir auf, uns diese Fragen zu stellen, wird es gar nichts mit Veränderungen bzw. diese werden sich als Anpassungszwänge aufdrängen.

Die Realität der eigenen Praxis im Auge zu behalten und wachsam zu sein für die diffusen, fast unmerklichen, aber tiefreichenden Veränderungen durch die »Angriffe auf die Seele«, darum müsste es gehen. Es gilt zu verteidigen, dass es in der Psychotherapie um Emotionalität, Berührtsein, seelische Intimität und leibseelischen Erfahrungsaustausch geht und dass diese einen geschützten Raum benötigt, um sich entfalten und heilsam wirksam werden zu können. Wer dies weiß, weiß auch, dass sich die Digitalisierung der Psychotherapie als kultureller Fehlschlag erweisen wird, das liegt an der so anderen Natur unseres Menschseins, unserer Beziehungen, unserer Seele. Han (2021) meint dazu: »Wenn die Welt nur aus verfügbaren, konsumierbaren Objekten besteht, können wir mit ihr nicht in Beziehung treten. [...] Die Beziehung setzt ein eigenständiges *Gegenüber*, eine *Gegenseitigkeit*, ein *Du* voraus« (ebd., S. 62).

Jeder von uns ist gefragt, sich bewusst zu machen, ob er die Störenfriede im Prozess der gemeinsamen Erforschung und Heilung der seelischen Probleme in seinem Praxisraum haben möchte. Ich spreche davon, Handies und Laptops bewusst auszuschließen, vor der Tür zu lassen, ähnlich wie in Schulzimmern oder beim Besuch bei Gericht oder im Strafvollzug. Aber erforschen wir auch uns selbst und unsere innere Haltung zu dem, was die Welt uns vorsetzt. Und schützen wir das, was der Seele ermöglicht, sich zu öffnen: Vertrauen, Bezogenheit, Interesse. Das Interesse für das, was in uns geschieht, das aber angesichts der immer größer werdenden Aufregung um uns herum immer mehr in den Hintergrund gerät. Die Stimme der eigenen Profession in diesem Zusammenhang zu erheben, ist die Voraussetzung dafür, gehört zu werden. Auch wenn dieser Stimme widersprochen wird, so wird beim Gegenüber doch bemerkt werden, dass es ein solches gibt, ein Widerwort überwunden werden müsste. Den Preis für die Aufgabe von Beziehung und Bezogenheit zahlt jeder Mensch mit Schuldgefühlen, Selbsthass und Entfremdung. Überzeugen wir die Player des Gesundheitssystems. Zeigen wir uns und unser Wissen!

Literatur

Adorno, T. W. (1969). *Minima Moralia.* Frankfurt a. M.: Bibliothek Suhrkamp.

Alder, G., Jaffe, A. (Eds.) (1992). *C.G. Jung Letters. Vol. 1.* Princeton, NJ: Princeton University Press.

Altmeyer M., Thomä, H. (2006). *Die vernetzte Seele.* Stuttgart: Klett-Cotta.

Apsel, R. (2019). *Utopie der Planetarität.* Frankfurt a. M.: Brandes & Apsel.

Arzt-Patient-Beziehung. Wikipedia, Stand 2006, Laut Ö1-Radiokolleg, 13. März 2006, zit. n. https://de.wikipedia.org/wiki/Arzt-Patient-Beziehung. Abgerufen 05.02.2021.

Balint, M. (1996). *Der Arzt, sein Patient und die Krankheit.* Stuttgart: Klett-Cotta.

Baumgaertner, B., Weiss, A. (26 February 2014). »Do Emotions Matter in the Ethics of Human-Robot Interaction?« (PDF). In: *Artificial Empathy and Companion Robots.* European Community's Seventh Framework Programme (FP7/2007–2013) under grant agreement No. 288146 (»HOBBIT«); and the Austrian Science Foundation (FWF) under grant agreement T623-N23 (»V4HRC«) – via direct download. In: https://en.wikipedia.org/wiki/Artificial_empathy. Abgerufen 25.03.2021.

Beeger, B. (2019). *Warum so viele Operationen unnötig sind.* (05.11.2019) https://www.faz.net/aktuell/wirtschaft/warum-es-so-viele-unnoetige-operationen-gibt-16463296.html). Abgerufen: 29.03.2021.

Bell, K., Rüger, U. (2007). *Ambulante psychotherapeutische Versorgung – das System wird immer komplexer.* In: *Dtsch Arztebl 2007*; 104 (28–29): A 2039–42.

Benedetti, G. (2005). Die gestaltende und positivierende Psychotherapie. In: *Analytische Psychologie 139.* 1/2005. Frankfurt a. M.: Brandes & Apsel.

Berg, S., Dath, D. (2021). *Zahlen sind Waffen.* Berlin: Matthes & Seitz.

Biedenkopf, S. (2021). *»Politik muss sich rasch anpassen«.* Interview mit Th. Straubhaar vom 01.03.2021. https://www.zdf.de/nachrichten/wirtschaft/corona-gesellschaft-modernisierung-oekonom-100.html). Abgerufen 13.03.21.

Bindungstheorie: https://de.wikipedia.org/wiki/Bindungstheorie. Abgerufen am 16.04.2021.

Bishop, P. (2016). *On the blissful islands of Nietzsche and Jung.* Fußnote 124. London: Routledge.

Bollas, C. (2018). *Meaning and Melancholia. Life in the Age of Bewilderment.* London: Routledge.

Brinkmann, J. Koerber, F., tagesspiegel-Background v. 27.09.2019. Eine Broschüre des Bundesgesundheitsministeriums mit dem Titel *»Digitale Gesundheit 2025«.*

https://www.bundesgesundheitsministerium.de/fileadmin/Dateien/5_Publikationen/Gesundheit/Broschueren/. Abgerufen 07.05.2021.

Brodowski, C. (2019). *»Hacker hin oder her«: Die elektronische Patientenakte kommt!* https://media.ccc.de/v/36c3-10595-hacker_hin_oder_her_die_elektronische_patientenakte_kommt. Abgerufen 15.03.2021.

Bruder-Bezzel, A. (2016). Identitätsformung durch das neoliberale Umfeld. In: *Neoliberale Identitäten.* Gießen: Psychosozial-Verlag.

Bundesarztregister der KBV (2020). *Tabelle 1.0 Bundesgebiet insgesamt.* Stand: 31.12.2020. https://www.kbv.de/media/sp/2020-12-31_BAR_Statistik.pdf. Abgerufen 03.04.2021.

Bundesministerium für Gesundheit (Hrsg.) (2020). *Digitale Gesundheit 2025.* https://www.bundesgesundheitsministerium.de/fileadmin/Dateien/5_Publikationen/Gesundheit/Broschueren/BMG_Digitale_Gesundheit_2025_Broschuere_barr.pdf. Abgerufen 07.05.2021.

Coen, A., Machowecz, M. (2021). *Liegen auf den Intensivstationen wirklich mehr Menschen mit Migrationshintergrund?* ZEIT, S. 4,18.03.2021). Hamburg: ZEIT-Verlag.

DAK-Psychoreport (2020). *Rasanter Anstieg der Arbeitsausfälle.* In: https://www.dak.de/dak/bundesthemen/dak-psychoreport-2020-2335930.html#/. Abgerufen 01.05.2021.

Dalal, F. (1998). *Taking The Group Seriously.* London: Jessica Kingsley.

Daum, P. (2020). *Deutsche haben einen wahnsinnigen Anspruch an die Liebe.* ZEIT-Online, 22.08.2020. https://www.zeit.de/gesellschaft/familie/2020-04/trennungen-scheidungen-familientherapie-usa-deutschland-chile-emirate-japan. Abgerufen 08.05.2021.

De Ridder, M. (2015). *Welche Medizin wollen wir?* München: DVA.

Destatis: Statistisches Bundesamt: https://www.destatis.de/DE/Themen/Gesellschaft-Umwelt/Gesundheit/_Grafik/_Interaktiv/gesundheitsausgaben-nominal.html. Abgerufen 02.04.2021.

DGPT-Pressemitteilung (11/2019). *Digitalisierung ja - aber nicht auf Kosten des Datenschutzes und des Rechts auf informationelle Selbstbestimmung.* Gemeinsame Pressemitteilung von DGPT und VAKJP zur Änderung von § 303 SGB V im Digitalen Versorgungsgesetz (DVG): https://dgpt.de/artikel/digitalisierung-ja-aber-nicht-auf-kosten-des-datenschutzes-und-des-rechts-auf-informationelle-selbstbestimmung. Abgerufen 08.05.2021.

DGPT (2021). *Mitglieder-Newsletter 1. Quartal 2021* (vom 18.02.2021).

Dilling, H. et al. (2015). *ICD 10. Klassifikation psychischer Krankheiten.* Göttingen: Hogrefe.

Deutscher Ärztetag (2018). *Beschlussprotokoll des 121. Deutschen Ärztetages in Erfurt vom 8. bis 11.05.2018.* https://www.bundesaerztekammer.de/fileadmin/user_upload/downloads/pdf-Ordner/121.DAET/121_Beschlussprotokoll.pdf. Abgerufen 08.05.2021.

Dornes, M. (2012). *Die Modernisierung der Seele.* Frankfurt a. M.: Fischer.

Dreyer, K.-A., Schmidt, M.G. (2008). *Niederfrequente psychoanalytische Psychotherapie.* Stuttgart: Klett-Cotta.

Eichenberg, C. (2021). Behandlungsbarrieren überwinden helfen. In: *Deutsches Ärzteblatt* (PP, Heft 1 von Februar 2021, S. 84–86).

Eisenberg, G. (2015). *Zwischen Amok und Alzheimer.* Gießen: Psychosozial-Verlag.

Eisenreich, R., Lubahn, B. (2020). *Mehr Zeit zum Reden.* ZEIT 45. 2020. S. 42 Wissen. 29.02.2020. https://www.zeit.de/wq/2020-45#mehr-zeit-zum-reden).

Epping, J., de Zwaan, M., Geyer, S., (2018). *Gesünder nach der Psychotherapie?* Sekundärdatenanalyse der Arbeitsunfähigkeitszeiten vor und nach ambulanter Verhaltenstherapie, tiefenpsychologisch fundierter und analytischer Psychotherapie. Stuttgart: Thieme Verlag.

Erdheim, M. (1993). Therapie und Kultur. Zur gesellschaftlichen Produktion von Gesundheits- und Krankheitsvorstellungen. In: *Ethnopsychoanalyse.* Frankfurt a. M.: Brandes & Apsel.

Erikson, E. H. (1973). *Identität und Lebenszyklus.* Frankfurt a. M.: Suhrkamp.

Ethikverein: *Institutioneller Umgang mit Grenzverletzungen.* https://ethikverein.de/wp-content/uploads/2020/12/Flyer_Tagung_EV_7.11.20.pdf. Abgerufen 08.05.2021.

Fischer, E. P. (2014). *Die Verzauberung der Welt.* München: Siedler.

Freud, S. (1910d). Die zukünftigen Chancen der psychoanalytischen Therapie. In: *Gesammelte Werke VIII. S. 111.* Frankfurt a. M.: Fischer.

Freud, S. (1916-17g). Trauer und Melancholie. In: *Gesammelte Werke X.* S. 430. Frankfurt a. M.: Fischer.

Freud, S. (1927). Nachwort zur Laienanalyse. In: *Gesammelte Werke XIV,* (1999), S. 293–294. Frankfurt a. M.: Fischer.

Freud, S. (1999). Das Unbehagen in der Kultur. In: *Gesammelte Werke XIV.* S. 419ff. Frankfurt a. M.: Fischer.

Frick, E. (2005). *Sich heilen lassen.* Würzburg: Echter.

Frick, E., Lautenschlager, B. (2008). *Auf Unendliches bezogen.* München: Kösel.

Fromm, E. (1976). *Haben oder Sein.* München: dtv.

Fuchs, T. (2020). *Verteidigung des Menschen.* Berlin: Suhrkamp.

Gesprächskreis II (GKII): https://www.dgip.de/images/resolution_grundberuf.pdf).

Giegerich, W. (2012). *What Is Soul?* New Orleans: Spring.

Göpel, M. (2020). *Während alle auf das Virus starren, läuft eine Umverteilungsmaschine.* Interview mit E. v. Thadden. ZEIT-Online 19.12.2020, https://www.zeit.de/kultur/2020-12/maja-göpel-corona-solidaritaet-soziale-unruhe-gesellschaftskritik, Hamburg: ZEIT-Verlag. Abgerufen: 15.03.21.

Göpel, M. (2021). ZEIT-Podcast: *Haben wir vor lauter Corona die Klimakrise vergessen?* Von Marc Brost und Ileana Grabitz. 12. Februar 2021, 12:47 Uhr. Hamburg: ZEIT-Verlag. Abgerufen 13.02.2021.

Gorz, A. (1989). *Kritik der ökonomischen Vernunft.* Zürich: Rotpunktverlag.

Graf, A. (2021). *Der Therapeut in der App.* ZEIT 4/2021. https://www.zeit.de/wissen/gesundheit/2021-01/apps-corona-krise-bewaeltigung-psychologie-gesundheit. Abgerufen 19.03.2021.

Grawe, K. (1994). *Psychotherapie im Wandel.* Göttingen: Hogrefe.

Grossmann, K. E., Grossmann, K. (2020). *Bindung und die menschliche Entwicklung.* Stuttgart. Klett-Cotta.

Han, B.-C. (2020). *Palliativgesellschaft.* Berlin: Matthes & Seitz.

Han, B.-C. (2021) *Undinge. Umbrüche der Lebenswelt.* Berlin: Ullstein.

Hansen, M. (2019). *Der 8-Stunden Tag ist ineffizient: Ist dieses Modell noch zeitgemäß?* https://onlinemarketing.de/karriere/unternehmenskultur/ineffizienz-8-stunden-tag-modell-noch-zeitgemaess. Abgerufen 08.05.2021.

Hardt, J. et al. (2011). *Verantwortung der Psychotherapie in der Gesellschaft.* Gießen: Psychosozial-Verlag.

Hardt, J. (2012). Psychoanalyse in der virtuellen Welt. In: *Nutzt Psychoanalyse?!* Gießen: Psychosozial-Verlag.

Hardt, J. (2016). Bemerkungen zu David Tucketts *Minding the Markets. An Emotional Finance View of Financial Instability* (2011) Oder: Psychoanalyse als Magd im Haushalt des Big Money und eine andere psychoanalytische Auffassung der globalen Finanzkrise ist möglich und notwendig. In: *Neoliberale Identitäten. Der Einfluss der Ökonomisierung auf die Psyche.* Gießen: Psychosozial-Verlag.

Hardt, J. (2019). Psychoanalyse im Widerstreit mit der digitalen Welt. In: *Digitalisierung. Sonderheft Psyche 9/10, 2019.* Stuttgart: Klett-Cotta.

Hardt, J. (2020a). Digitalisierung – Technologie und Ideologie. In: *Hessisches Ärzteblatt 5/2020.* S. 297–299.

Hardt, J. (2020b). *Wetzlarer Clubgespräch. So könnte Demokratie gehen. 26.20.2020.* https://you-tu.be/CZaB0eqteKs. Abgerufen am 18.03.21.

Hartmann, D., Geppert, G. (2008). Cluster. Die neue Etappe des Kapitalismus. Berlin: Assoziation A. (S. 94ff., zit. n. Bruder-Bezzel, A. [2016]. Identitätsformung durch das neoliberale Umfeld. In: *Neoliberale Identitäten.* Gießen: Psychosozial-Verlag).

Hayek, F. v. (1947). https://de.wikipedia.org/wiki/Mont_Pèlerin_Society

Heinecke, M. (2021). Digitalisierung und kein Ende. In: *PPP, Psychotherapie in Politik und Praxis.* Stuttgart: freelance project.

Henningsen, F. (2012). *Psychoanalysen mit traumatisierten Patienten.* Stuttgart: Klett-Cotta.

Herzog, W., Kruse, J. (2014). Beziehungsmedizin: Psychosomatische Medizin und Psychotherapie heute. *Dtsch Med Wochenschr 2014; 139(12): 579.* Stuttgart: Thieme.

Hesse, B. et al. (2019). Psychische Erkrankungen in der Rehabilitation und bei Erwerbsminderung – zentrale Handlungsfelder. In: *194 RV aktuell 8/2019.* https://deutsche-rentenversicherung.de/SharedDocs/Downloads/DE/Zeitschriften/RVaktuell/2019/Artikel/artikel_heft_08.pdf;jsessionid=B65159F7B821636A4520EDB169E5FB8A.delivery1-1-replication?__blob=publicationFile&v=6.Abgerufen 08.05.2021.

Heuser, U. J. (2021). *Digital, aber gut.* ZEIT 14 vom 31.03.2021, S. 21–22. Hamburg: ZEIT-Verlag.

Hilgers, M. (2018). *Der authentische Psychotherapeut.* Stuttgart: Schattauer.

Hillman, J., Ventura, M., (1999). *Hundert Jahre Psychotherapie.* Düsseldorf: Walter.

Hillman, J. (1975). *Re-Visioning Psychology.* New York: Harper & Row.

Hillman, J. (2002). *Charakter und Bestimmung.* München: Goldmann.

Hoefer, C. (2019). *Burnout und Co. setzen Arbeitnehmern zu.* Wetzlarer Neue Zeitung vom 25.04.2019.

Horkheimer, M. (1969/1972). Kritische Theorie gestern und heute. In: *Gesammelte Schriften.* Bd. 8.: *Vorträge und Aufzeichnungen 1949–1973.* Frankfurt a. M.: Fischer.

Illich, I. (2010). *Limits to Medicine.* London: Marion Boyars Publishers.

Illouz, E. (2011). *Die Errettung der modernen Seele.* Berlin: Suhrkamp.

Jacoby, R. (1990). *Die Verdrängung der Psychoanalyse.* Frankfurt a. M.: Fischer.

Jaenicke, Ch. (2014). *Die Suche nach Bezogenheit.* Frankfurt a. M.: Brandes & Apsel.

Jedraßczyk, M. (2021). Apps auf Rezept: Nachbesserungen notwendig. *KVB-Forum (4/2021), S. 10–11.* München: BluePrint AG.

Jung, C.G. (1995). Psychologische Typen. In: *Gesammelte Werke 6.* Düsseldorf: Walter.

Jung, C.G: (2005). *Erinnerungen, Träume, Gedanken.* Düsseldorf: Walter.

Jung, C.G. (1946). Praxis der Psychotherapie. In: *Gesammelte Werke 16* (1995). Düsseldorf: Walter.

Jung, C.G. (1957). Die transzendente Funktion. In: *Gesammelte Werke 8* (1995). Düsseldorf: Walter.

Kächele, H. (2005). *Korrigierende emotionale Erfahrungen.* Vortrag auf den Lindauer Psychotherapiewochen 2005. https://www.lptw.de/archiv/vortrag/2005/Kaechele-Horst-Korrigierende-emotionale-Erfahrungen-Lindauer-Psychotherapiewochen2005.pdf. Abgerufen 19.01.2021.

Kassenärztliche Bundesvereinigung (2018). *Gutachtenstatistik 2018.* https://www.kbv.de/media/sp/2019_12_11_PT_Gutachtenstatistik_2018.pdf. Abgerufen 15.02.2021.

KBV zur IT-Sicherheit (Febr. 2021). https://www.kbv.de/html/it-sicherheit.php

KBV Gesundheitsstatistik: https://gesundheitsdaten.kbv.de/cms/html/17025.php

Keller, W. (2016). Stationäre Psychosomatische Behandlung im Spannungsfeld ökonomischer Zwänge. In: *Neoliberale Identitäten.* Gießen: Psychosozial-Verlag.

Kernberg, O. (1998). Dreißig Methoden zur Unterdrückung der Kreativität von Kandidaten der Psychoanalyse. *Psyche—Z Psychoanal 52*, 1998:199–213. Stuttgart: Klett-Cotta.

Klein, M. (1935). In: Cycon, R. (Hrsg.) (1995) *Gesammelte Schriften / Band I,1:* Schriften 1920-1945, Teil 1. Stuttgart: frommann-holzboog Verlag e.K.

Klöpper, M. (2005). Die Bedeutung der Säuglingsforschung, Bindungstheorie und Neurowissenschaften für den psychoanalytischen Prozess. *Forum Psychoanal 21*, 184–200 (2005). https://doi.org/10.1007/s00451-005-0236-7). Abgerufen 28.03.2021.

Knoblauch, S. (2000). *On the musical edge of therapeutic dialogue.* London: The Analytic Press.

Köster-Steinebach, I. (2021). Ökonomische Einflüsse auf die Patientensicherheit. *KVB-Forum (3/2021)* Sonderausgabe MVZ. S. 17. BluePrint AG, München.

Kramer, A. (2021). *Die digitale Couch.* In: c´t 8/2021, S. 124. Hannover: Heise-Medien.

Lachmann, F. M. (2004). *Aggression verstehen und verändern.* Stuttgart: Pfeiffer.

Lanier, J. (2012) Preface. In: Ullman, E. (1997) *Close To The Machine.* New York: Picador.

Lasarzik, A. (2021). *Eine Zahnbürste für die Psyche.* In: ZEIT-online. 25.03.2021. https://www.zeit.de/2021/13/selbsthilfe-app-cogito-achtsamkeit-depression-selbstwert-lara-buecker. Abgerufen 30.03.2021.

Lesmeister, R. (2005). Technik und Beziehung. Erkundung eines Widerstreits. In: Otscheret, L., Braun, C. (Hrsg.): *Im Dialog mit dem Anderen.* Frankfurt a. M.: Brandes & Apsel.

Lesmeister, R. (2009). *Selbst und Individuation.* Frankfurt a. M.: Brandes & Apsel.

Lesmeister, R. (2017). *Begehren, Schuld und Neubeginn.* Gießen: Psychosozial-Verlag.

Lesmeister, R. (2021a). *Selbst-Schicksale.* Gießen: Psychosozial-Verlag.

Lesmeister, R. (2021b) Was bedeutet »Integration des Bösen«? In: *Analytische Psychologie 195, 1/2021.* Frankfurt a. M.: Brandes & Apsel.

Leuzinger-Bohleber, M. (2018). *Chronische Depression, Trauma und Embodiment.* Göttingen: Vandenhoeck & Ruprecht.

Leuzinger-Bohleber, M. et al. (2019). *Psyche 2/2019* https://www.klett-cotta.de/ausgabe/PSYCHE_Heft_02_Februar_2019/104225?bereich_subnavi=zusammenfassung&artikel_id=105279. Abgerufen 15.03.2021.

Loetz, Dr. C., Müller, J. (2020). Podcast »Rätsel des Unbewussten.« Folge 52: *Maschinendenken.* Spotify.

Löwer-Hirsch, M. (2017). *Sexueller Missbrauch in der Psychotherapie.* Gießen: Psychosozial-Verlag.

Lotter, M.-S. (2021). *Wann wird Sprache zur Gefahr?* 13.01.2021.

https://www.zeit.de/2021/03/sprachgebrauch-diskriminierung-gefahr-begriffe-missverstaendnis Abgerufen 15.03.2021

Lütz, M. (2019). *Wie ein Lobbyverband psychisch Kranken schadet.* In: spiegel.de. https://www.spiegel.de/gesundheit/psychologie/psychotherapie-wie-ein-lobbyverband-psychisch-kranken-schadet-a-1259159.html. Abgerufen 16.03.2021.

Lütz, M. (2009). *Irre – wir behandeln die Falschen.* Gütersloh: Gütersloher Verlagshaus.

Maffesoli, M. (2014). *Die Zeit kehrt wieder.* Berlin: Matthes & Seitz.

Maio, G. (2020). *Den kranken Menschen verstehen.* Freiburg: Herder-Verlag.

Maio, G. (2016). Verstehen nach Zahlen? In: *Neoliberale Identitäten.* Gießen: Psychosozial-Verlag.

Münchner Arbeitsgemeinschaft für Psychoanalyse, MAP, *Gesprächskreis Klimawandel.* (https://www.psychoanalyse-map.de/mitglied/gespraechskreis_klimawandel.php). Abgerufen 17.03.2021.

Marquard, O. (2007). *Skepsis in der Moderne.* Stuttgart: Philosophische Studien.

Martin, R. (2006) *»Psychotherapie« im Internet – psychodynamische Aspekte der virtuellen Beziehung.* In: Psychoanalyse Aktuell. Online Zeitung der DPV. 01.07.2006. https://www.psychoanalyse-aktuell.de/artikel-/detail?tx_news_pi1%5Baction%5D=detail&tx_news_pi1%5Bcontroller%5D=News&tx_news_pi1%5Bnews%5D=77&cHash=7468b59ffb9ee033ce27d6362166997e. Abgerufen 10.05.2021.

Mau, S. (2020). *Wir dürfen Zahlen nicht fetischisieren.* Interview mit C. Baum in der ZEIT vom 17.11.2020. https://www.zeit.de/zeit-magazin/leben/2020-11/coronazahlen-neuinfektionen-r-wert-daten-soziologie-steffen-mau/komplettansicht). Abgerufen 18.03.2021.

Meadows, D. (1972). *Die Grenzen des Wachstums.* Bericht des Club of Rome. München: DVA-informativ.

Meißner, A. (2021). *Freiheit für 1 Prozent.* Gegen das Telematik-Infrastruktur-Diktat: https://www.freiheit-fuer-ein-prozent.de. Abgerufen 24.03.2021

moodgym.de/impressum: ehub Health Pty Ltd, Geschäftsführerin: Kylie Bennett, PhD., PO Box 331, Goulbur, NSW 2580, AUSTRALIA, moodgym Version IV, März 2017. Abgerufen 01.04.2021.

Money-Kyrle, R. (1971). The Aim of Psychoanalysis. In: *Int J Psychoanal 52:* 103–106.

Mozorov, E. (2013). *To Save Everything Click Here.* London: Penguin.

Mrożek , S. (1993). *Die Geheimnisse des Jenseits.* Zürich: Diogenes.

Münch, V. (2021). *Die therapeutische Haltung.* Stuttgart: Kohlhammer.

Nassehi, A. (2019). *Muster.* München: C.H. Beck.

Neumann, E. (1997). *Die große Mutter.* Düsseldorf: Patmos.

Newman, J. (2009). *Google's Schmidt Roasted for Privacy Comments.* By Jared Newman, PCWorl, DEC 11, 2009 (https://de.wikipedia.org/wiki/Nichts-zu-verbergen-Argument). Abgerufen 19.03.2021.

Nida-Rümelin, J., Weidenfeld, N. (2018). *Digitaler Humanismus.* München: Piper.

Orange, D., Atwood, G, Stolorow, R. (2001). *Intersubjektivität in der Psychoanalyse.* Frankfurt a. M.: Brandes & Apsel.

Otscheret, L. (2005). Dialektik ohne Dialog. In: Braun, C., Otscheret, L. *Im Dialog mit den Anderen.* Frankfurt a. M.: Brandes & Apsel.

Precht, R. D. (2018). *Jäger, Hirten, Kritiker.* München: Goldmann.

Psychotherapierichtlinien (in der Fassung vom 19. Februar 2009 veröffentlicht im Bundesanzeiger Nr. 58 (S. 1 399) vom 17. April 2009 in Kraft getreten am 18. April 2009, zuletzt geändert durch Beschluss vom 16. Juni 2016, in der Fassung vom 24. November 2016, veröffentlicht im Bundesanzeiger (BAnz AT 15.02.2017 B2) in Kraft getreten am 16.02.2017). Abgerufen 16.02.2021.

PTK Bayern (2021). (Berufsordnung) (https://www.ptk-bayern.de/ptk/web.nsf/gfx/6C346C54E1CF5561C1257D630045CA14/$file/Berufsordnung_PTK_Bayern.pdf.21.2.2021). Abgerufen 18.02.2021.

Rasche, J. (2021). »*Wendezeit*«, Diskussion und Austausch zur momentanen gesellschaftlichen Situation. C.G. Jung Gesellschaft Berlin, 30.01.2021. https://www.jungberlin.de/events/samstag-30-januar-2021-15-00-17-00-uhr-c2-bbwendezeit-c2-ab-diskussion-und-austausch-zur-momentanen-gesellschaftlichen-situation-zoom-konferenz-mit-dr-joerg-rasche/. Abgerufen 15.03.2021.

Reckwitz, A. (2017). *Die Gesellschaft der Singularitäten.* Berlin: Suhrkamp.

Richter, H.-E. (1990). *Der Gotteskomplex.* Hamburg: Rowohlt.

Richter, H.-E. (2003). *Psychoanalyse und Politik.* Gießen: Psychosozial-Verlag.

Ritter-Rupp, C. et al. (2018). KVB-Presseinformation vom 12.03.2018: https://www.kvb.de/presse/presseinformationen/presseinformationen-2018/12032018. Abgerufen 18.03.2021.

Roes, M., Emrich, H. (2011). *Engel und Avatar.* Berlin: Matthes & Seitz.

Roesler, C. (2012). Empirisch gut bestätigt. Die Wirksamkeit der Jung'schen Psychotherapie. In: *Anal. Psychol. 167, S. 28–53.* Frankfurt a. M.: Brandes & Apsel.

Rosa, H. (2005). *Weltbeziehungen im Zeitalter der Beschleunigung.* Berlin: Suhrkamp.

Rosa, H. (2013). *Beschleunigung und Entfremdung.* Berlin: Suhrkamp.

Rosa, H. (2016). *Resonanz.* Berlin: Suhrkamp.

Rosa, H. (2020). *Es ist nicht das Virus, das uns angehalten hat.* Interview mit C. Baum. ZEIT v. 03.04.2020. https://www.zeit.de/zeit-magazin/2020-04/hartmut-rosa-coronavirus-gesellschaft-wirtschaftssystem/komplettansicht Abgerufen 03.04.2021.

Roth, G. (2014). *Wie das Gehirn die Seele macht.* Stuttgart: Klett-Cotta.

Rothhaas, J. (2021). *In der Krise.* Süddeutsche Zeitung, Nr. 42, 20./21.02.2021, S. 53.

Rudolph, M. (2021). *Der Weltgeist als Lachs.* Berlin: Matthes & Seitz.

Saatjohann, C. (2019). *15 Jahre deutsche Telematikinfrastruktur (TI) – Die Realität beim Arztbesuch nach 15 Jahren Entwicklung einer medizinischen Digitalstrategie.* In: https://media.ccc.de/v/36c3-10895-15_jahre_deutsche_telematikinfrastruktur_ti. Abgerufen 18.03.2021

Samuels, A. (2001). *Politics on the Couch.* London: Routledge.

Schäfer, G., Martin, R., Moeslein-Teising, I. (2021). Modellrechnungen zur ambulanten Weiterbildung. *DGPT-Mitgliederrundschreiben 1/2021.* Berlin: DGPT.

Scharff, J. (2010). *Die leibliche Dimension in der Psychoanalyse.* Frankfurt a.M.: Brandes & Apsel.

Scheidegger, M. (2020). *Wir müssen lernen, uns im Kreis zu drehen.* Essay v. 25. Oktober 2020, 19:55 Uhr: https://www.zeit.de/kultur/2020-10/klimawandel-corona-krise-nachhaltigkeit-linearitaet-zirkularitaet-philosophie/komplettansicht?print. Abgerufen 11.4.2021.

Schmidbauer, W. (2011). *Das kalte Herz.* Hamburg: Murmann.

Schmidbauer, W. (2021). Corona erleben. Ein notwendiger Zwischenruf. In: *Kursbuch 203: ÜberLeben.* Hamburg: Murmann.

Schnocks, D. (2020). *Mit C.G. Jung sich selbst verstehen.* Stuttgart: Kohlhammer.

Schulz-Nieswandt, F. (2019). *Die Formung zum Homo Digitalis.* Würzburg: Königshausen & Neumann.

Schwab, K., Malleret, T. (2020). *Covid-19: The Great Reset.* Cologny/Geneva: Forum Publishing.

Schwarz, S. (2019). *App-Entwickler haben uns fest im Griff: Deshalb sind wir so abhängig vom Smartphone.* 21.10.2019, 08:10.

https://www.chip.de/news/App-Entwickler-haben-uns-fest-im-Griff-Deshalb-sind-wir-so-abhaengig-vom-Smartphone_175194455.html. Abgerufen 20.03.2021.

Schweitzer, J., Rückl, C. (2021). *Zu starke Nebenwirkungen?* Ch. Brodowski und J. Werner im Interview. ZEIT 6, 04.02.2021, S. 8)

Seele. https://de.wikipedia.org/wiki/Seele. Abgerufen am 20.03.2021.

SelfApy (Anti-Depressions-App) https://www.selfapy.com/de

Sennett, R. (2008). *Handwerk.* Berlin: Bloomsbury-Verlag.

Simanowski, R. (2014). *Data Love.* Berlin: Matthes & Seitz.

Singer, T., Kimbles, S. L. (2004). *The Cultural Complex.* London: Routledge.

Sloterdijk, P. In: Marc Jongen, (2007). *Der göttliche Kapitalismus.* Paderborn: Fink-Verlag.

Spitzer, M. (2018). *Die Smartphone Epidemie.* Stuttgart: Klett-Cotta.

Spitzer, M. (2012). *Digitale Demenz.* München: Droemer.

Spitzer, M. (2018). *Einsamkeit.* München: Droemer.

Stadler, F. (2016). *Kultur der Digitalität.* Berlin: Edition Suhrkamp.

Steinweg, M. (2015). *Evidenzterror.* Berlin: Matthes & Seitz.

Stern, D. N. (2011). *Ausdrucksformen der Vitalität.* Frankfurt a. M.: Brandes & Apsel.

Stiftung Warentest: *Depression: Psychotherapie online – geht das? Acht Programme im Test.* In: Test (25.06.2019) https://www.test.de/Depression-Psychotherapie-online-geht-das-Acht-Programme-im-Test-5485708-0/. Abgerufen 28.02.2021.

Stuck, U. (2020). Analytische Gruppentherapie: Komplexbearbeitung in der Gruppe. In: Mattke, D., Pröstler, M. (2020): *Formen ambulanter Gruppentherapie.* Berlin: Springer.

Taubner, S., Benecke, C. (2016). Wer macht eigentlich noch Langzeittherapie und warum? *Psychotherapeut 61,* 431–433 (2016).https://link.springer.com/article/10.1007/s00278-016-0146-8#citeas. Abgerufen 29.03.2021.

Thatcher, M. (1987). »And you know, there's no such thing as society« (In: Interview mit *Woman's Own* vom 23. September 1987).
https://de.wikiquote.org/wiki/Margaret_Thatcher. Abgerufen 17.03.2021.

Thissen, S. (2019). *Psyche bleibt wichtigster Grund für Frührente.* 06.03.2019. Initiative der DRV: https://www.ihre-vorsorge.de/nachrichten/lesen/psyche-bleibt-wichtigster-grund-fuer-fruehrente.html. Abgerufen 02.04.2021.

Türcke, Ch. (2012). *Hyperaktiv.* München: C.H. Beck.

Turkle, S. (2019). Empathie-Maschinen. In: *Digitalisierung. Psyche-Sonderheft 9/10, 2019.* Stuttgart: Klett-Cotta.

Tracking-Apps: *Deutsche beim Gesundheitstracking auf Rang 4.*
https://www.healthcaremarketing.eu/medien/detail.php?rubric=Medien&nr=45018. Abgerufen 8.03.2021.

Ullman, E. (1997). *Close To The Machine.* New York: Picador.

Unseld, G. (1992). *Maschinenintelligenz oder Maschinenphantasie?* Frankfurt a. M.: Suhrkamp.

Velden, M. (2005). *Biologismus – Folge einer Illusion.* Göttingen: Vandenhoeck & Ruprecht.

Vogel, R. T. (2008). *C.G. Jung für die Praxis.* Stuttgart: Kohlhammer.

Vogl, J. (2021). *Kapital und Ressentiment.* München: C.H. Beck.

hendorf, R., Glasenapp, J. (2021). Verantwortung für die Versorgung. In: *Deutsches Ärzteblatt PP. 4/2021.* Köln: Deutscher Ärzteverlag.

Weber, M. (2005). *Die protestantische Ethik und der Geist des Kapitalismus.* Erftstadt: Area-Verlag.

Weintrobe, S. (2021). *Repairing the Other – Our Planet.* Podcast. 02.05.2021. https://player.fm/series/psychoanalysis-on-and-off-the-couch/repairing-the-other-our-planet-with-sally-weintrobe. Abgerufen 08.05.2021.

Welzer, H. (2016). *Die smarte Diktatur. Angriff auf unsere Freiheit.* Frankfurt a. M.: Fischer.

Winnicott, D.W. (1974). *Reifungsprozesse und fördernde Umwelt.* München: Kindler.

Wirth, H.-J. (2020). *Die Corona-Pandemie als Herausforderung für Psyche und Gesellschaft.* Mitglieder-Rundschreiben, DGPT, 3/2020.

Wirth, H.-J. (2002). *Narzissmus und Macht.* Gießen: Psychosozial-Verlag.

Wolf, S. (2020). Alles auf Abstand. In: *Kursbuch 203: ÜberLeben.* Hamburg: Murmann.

Wolter, U. (2020). Gesundheitliche Probleme durch Homeoffice. In: *Personalwirtschaft, 26.12.2020.* https://www.personalwirtschaft.de/der-job-hr/arbeitswelt/artikel/home-office-verursacht-oft-gesundheitliche-probleme.html) Abgerufen 13.03.2021.

Zinn, K. G. (2011). Das Leiden an der Ökonomie ohne Menschlichkeit. Mythos und Krise. In: *Verantwortung der Psychotherapie in der Gesellschaft.* Gießen: Psychosozial-Verlag.

Zierl, J. (2021). *Wir alle fürchten den abwertenden Blick der Anderen.* Interview mit B. Musall. *Spiegel*-Gespräch v. 28.03.2021. https://www.spiegel.de/psychologie/selbstoptimierung-wir-alle-fuerchten-den-abwertenden-blick-der-anderen-a-32ce8d62-3eee-4d7a-8bfc-78ead2e8fac3

Žižek, S. (2001). *Die gnadenlose Liebe.* Frankfurt a. M.: Suhrkamp.

Zwiebel, R. (2007). *Von der Angst, Analytiker zu sein.* Stuttgart: Klett-Cotta.